高血压患者自我管理

主　编　严　静　俞　蔚
副主编　章一丰　关方霞　杨新春

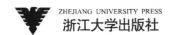

ZHEJIANG UNIVERSITY PRESS
浙江大学出版社

图书在版编目（CIP）数据

高血压患者自我管理 / 严静, 俞蔚主编. — 杭州：
浙江大学出版社, 2017.7
ISBN 978-7-308-16884-7

Ⅰ. ①高… Ⅱ. ①严… ②俞… Ⅲ. ①高血压－防
治 Ⅳ. ①R544.1

中国版本图书馆CIP数据核字（2017）第085437号

高血压患者自我管理

严 静 俞 蔚 主编

责任编辑　杜玲玲
责任校对　邹小宁
封面设计　东易文化
出版发行　浙江大学出版社
　　　　　（杭州市天目山路148号　邮政编码310007）
　　　　　（网址：http://www.zjupress.com）
排　　版　杭州兴邦电子印务有限公司
印　　刷　杭州日报报业集团盛元印务有限公司
开　　本　880mm×1230mm　1/32
印　　张　4.875
插　　页　2
字　　数　84千
版 印 次　2017年7月第1版　2017年7月第1次印刷
书　　号　ISBN 978-7-308-16884-7
定　　价　22.00元

编委会名单

主　编

严　静　浙江医院　浙江省心脑血管病防治研究中心　教授　主任医师

俞　蔚　浙江医院　浙江省心脑血管病防治研究中心　主任医师

副主编

章一丰　浙江省心脑血管病防治研究中心　主任医师

关方霞　郑州大学生命科学院　郑州大学第一附属医院　教授　博士生导师

杨新春　首都医科大学心血管疾病研究所/心血管病学系　首都医科大学附属北京朝阳医院　教授　主任医师

编　委（按汉语拼音顺序排序）

陈奇峰　浙江省绍兴市疾病预防控制中心　副主任医师

丁　芳　浙江医院　浙江省心脑血管病防治研究中心　副主任医师　博士

范敏华　浙江省杭州市闸弄口街道社区卫生服务中心　主任医师

郭文戈　浙江省诸暨市赵家镇卫生院　副主任医师

胡世云　浙江医院　浙江省心脑血管病防治研究中心　主管医师

黄雄昂　浙江医院康复医学科　副主任医师

金福碧　浙江医院内分泌科　副主任护师

林　坚　浙江医院康复医学科　主任医师

吴天凤　浙江医院内分泌科　主任医师

吴兴利　中国人民解放军总医院心血管内科　解放军医学院　副主任医师

徐　芬　浙江医院　临床技能中心　主管护师

徐小玲　浙江医院　浙江省心脑血管病防治研究中心　临床技能中心　主任医师

宣　诚　浙江省诸暨市第二人民医院　副主任医师

俞柳燕　浙江省诸暨市疾病预防控制中心　主任医师

钟银燕　浙江省杭州市江干区采荷街道社区卫生服务中心　主任医师

秘　书

胡世云　浙江医院　浙江省心脑血管病防治研究中心　主管医师　博士

前　言

　　高血压是心脑血管疾病重要的危险因素之一，是严重危害人们身心健康的慢性疾病。2012年我国18岁以上人群患病率高达25.2%，据估计目前中国心脑血管病患病人数达2.9亿，其中高血压患者占2.7亿。高血压患病率高、患病影响因素复杂、疾病周期长、负担重，而病人的生活方式和医疗行为在疾病发生、发展、治疗和转归方面均起决定作用。近年来尽管防治工作取得明显进步，但我国高血压防控仍然面临诸多挑战，包括危险因素普遍流行，知晓率、治疗率和控制率"三低"征，患者普遍对自身血压情况认识不足、缺少控制血压的必要知识、技能和信心等。与之对应的是我国优质医疗资源相对匮乏、三级诊疗体系有待进一步健全，医疗卫生资源分布不均、临床工作者包括基层社区医务人员防治任务繁重。

　　发达国家、地区实践经验表明，实施以社区为基础的综合防治措施是控制包括高血压在内的慢性病的有效途径，我国高血压防控策略明确了在社区（基层）推行患者自我管理的必要性和可能性。自我管理旨在通过搭建医患、病人之间交流和互动的平台，在专业人员的指导下，以社区居委会为单位，由社区卫生服务中心或患者自发组织，以小组为形式一起学习健康知识和高血压防治知识、交流经验、互相支持和督促，提高高血压的管理效果。它涵盖三级预防，包括疾病自我监测、生活方式干预和治疗依从性提高等环节，通过一系列知识和技能培训与交流，在遵循循证化、系统性、群组式原则的基础上，强化医患间、患者及家属间的交流、督促和互相支持，促进医患沟通和提高患者在紧急情况下寻求医疗帮助的能力。

本书由自我管理概述、八节重点课和附录组成。自我管理概述介绍自我管理理论的基本知识，八节重点课则在重点介绍高血压患者实施自我管理的主要知识和技能的基础上，进一步明确自我管理小组长及成员的职责。八节重点课包括自我管理课程简介和高血压基础知识、家庭自测血压、膳食管理、合理运动、心理平衡与血压控制、药物治疗、心脑血管病家庭急救、考核总结评估等。附录部分包括成人学习教学方法、活动设计及目标设定、PAR-Q＋体力活动准备问卷、体适能测试方法和判定标准、高血压自我管理教学视频、高血压自我管理教学挂图等内容，供活动组织者参考使用。本书指导高血压自我管理活动的实施，帮助社区卫生工作者或小组长有效组织"高血压自我管理小组"的培训和活动，使自我管理小组成员通过活动了解和掌握高血压自我管理知识，学会适宜的自我管理技能，建立自我管理的信心，自觉采纳健康的生活方式，增强健康和疾病管理的主动性、依从性，提高预防和战胜疾病的信心，有效控制血压水平，预防控制并发症的发生和危害。

本书是"十二五"国家科技支撑计划课题《高血压慢性病基层规范化防治适宜技术研究、评价与推广项目》的成果，课程设计和授课内容经过项目各方多轮实践和不断修正，并取得较好预期效果。除帮助社区卫生工作者或小组长组织高血压患者或医患者学习活动外，也可供高血压患者、易患人群以及有兴趣的普通人群作为科普读物参考阅读，也可为其他慢性病患者自我管理提供参考。

编　者

2017年5月

目 录
MULU

慢性病自我管理概述

慢性病自我管理是目前健康教育领域中很常见的术语，许多健康促进和病人教育项目都旨在加强自我管理。从提出概念，到广泛开展各种慢性疾病自我管理干预试验，再到西方许多国家大范围推广应用，经历了数十年时间。

一、"自我管理"来源和定义

自我管理源自心理行为治疗领域，心理学家在实践中总结出患者自身可以在改变行为、促进健康的过程中承担更多的责任，发挥重大作用。20世纪60年代中期，从事儿童哮喘研究的Thomas. Cree在一本关于慢性疾病患儿康复的书中首次使用了"自我管理"的术语。

一方面，慢性病成为包括美国在内的西方发达国家的主要健康问题，传统保健系统和服务以处理急性病、传染性疾病为主而设计的传统保健系统和服务，效率低下、费用昂贵等缺点逐渐显现出来；另一方面，随着人们逐渐意识到病人在治疗过程中的角色应该是积极的参与者、患者主动进行自我行为管理承担保健任务更有利于疾病的控制,"自我管理"逐渐地被广泛应用于慢性病患者教育项目中。美国斯坦福大学病人教育研究中心的Lorig教授和同事随后明确了"自我管理"的概念和定义,并围绕定义开发出完整的课程等培训材料。

目前,自我管理的定义为:患者在医疗、保健、健康从业人员等专业人员的协助下,承担一定的预防性和治疗性的任务,在自我管理技能支撑下进行自我保健的过程。

自我管理小组:沿袭"自我管理"的理论,以小组为平台,让组员针对一些共同的健康问题,通过共同享有和互相监督的形式,学会处理健康问题的方法,养成良好的健康行为,从而预防疾病,提高健康水平和生活质量。

自我管理小组由小组长和小组成员组成,小组长一般由社区医生(护士)或有一定组织能力和知识水平的患者担任;组员选择时应该考虑年龄、认知水平、知识结构等因素组成相应的小组,以提高小组活动效率,小组成员一般在10~15人之间,人数太多或太少都会影响活动效果。

二、为什么要进行慢性病自我管理?

从个体层面上来说,一个人无论是否采纳促进健康的活动和行为,如戒烟、锻炼、按时服药,只要罹患了慢性疾病,他/她就已主动或被动地处理了疾病。人们可能会选择不采纳健康行为或进行有效疾病管理,即便是决定维持不健康行为或消极应对疾病,其实也是采纳了一种"消极管理"。对大多数人来说,自我管理是一生的任务。如何管理,即选择何种自我管理方式,对慢性病患者尤其重要。积极的自我管理可有效延迟慢性病进程、减少慢性病造成的危害。从群体或社会的角度来说,加强慢性病患者的自我管理,强调将患者看作是卫生保健服务的主要提供者而不是单纯的消费者,通过不断增强患者积极参与自身保健活动的意识和能力,促进其承担一些卫生保健活动,有利于提高疾病管理的效果、分担慢性疾病给传统医疗卫生服务体系所带来的巨大压力。

慢性病自我管理健康教育项目大多建立在社会认知和自我效能理论的基础上。

1. 社会认知理论

从社会学理论发展而来的社会认知理论解释了人们如何活动和维持其行为模式,为干预提供了理论基础。社会认知理论认为个体因素(认知、情绪和生物因素)、环境因素(社会与物理环境)和行为之间会相互作用和影响。社会认知理论较好的描述了生理、社会环境、心理、行为因素与健康功能状况的关系,可以用于指导诠释自我管理干预中各

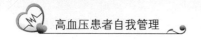

因素的影响。

2. 自我效能理论

自我效能理论是指个体对自己执行某一特定行为能力的主观判断,也就是对自己执行某一特定行为并达到预期结果的能力的自信心。自我效能理论来源于社会认知理论,这一理论认为自我效能是行为动机、健康管理和个体成功的基础,是决定一个人健康功能方面最为重要的因素,通过影响健康行为、情绪和态度来影响人体健康状况和生活质量。依照自我效能理论,自信心的测量从0(完全不自信)到10(完全自信),如果得分≥7,行动计划可以很好地完成。如果得分<7,应该调整计划使之更为合理与现实,避免失败。

三、自我管理有效性:原则和效应

1. 慢性病患者自我管理的原则

总结自我管理干预的有效性证据时,成功的慢性病自我管理需要遵循以下的原则,包括:

- 患者了解自己的健康状况
- 积极地与卫生工作者一起规划改善健康的计划,设定目标、制订行动计划是其重要成分
- 能够按照拟订的计划实施
- 关注并及时恰当地处理相关症状与不适

－ 积极关注并面对慢性病给身心和社会交往带来的各种影响

－ 形成健康生活习惯并持之以恒

2. 慢性病自我管理项目的主要效应

慢性病患者的自我管理项目有效性主要从以下几方面得到了证实：

1）健康效应

自我管理能给慢性病患者的生理、心理指标及健康相关生命质量带来有益影响方面的证据非常确凿，这一结论是建立在高质量的信息、标准化测量和高水平统计推断效应上的。另外，研究结果的一致性也很高：自我管理可使慢性病患者感觉精力充沛、减少疲劳、增加锻炼时间、减少社会角色限制、改善心理状态、增强与医生的伙伴关系、改善健康状况、增加自我效能，以及减少疼痛等自觉症状即改善生活的质量。

2）卫生服务利用和费用

有证据表明推广慢性病自我管理项目会增加适当的卫生服务利用。在门诊而不是急诊及住院情况下就可以更好地满足病人卫生服务需要。尽管推行慢性病自我管理本身并非意味着减少总费用，但改善健康相关结局、降低卫生服务费用足以抵消推行此项策略本身的花费。

尽管研究测量方法不同，卫生服务利用结果也并非一致，但已有很多证据表明：通过减少急诊和住院的次数、住院天数、门诊次数，慢性病自我管理可以减少卫生服务费用和卫生总费用。

3）其他

心理状况：研究表明，使用自我管理干预可以带来病人总体心理状况的改善，部分病人疼痛情况改善，可以稳定病人的情绪状态、改善疲劳、减少失能、提高角色功能等；而病人的自我效能和其他社会心理学因素的改善与生活质量间存在强关联，病人的自觉症状也会有所改善。

不同疾病：自我管理项目适用于不同的慢性疾病，可以满足包括糖尿病、心血管病、哮喘、慢性疼痛、艾滋病、癌症、运动障碍等在内的不同慢性病患者的需要。

社会经济和教育水平：慢性病自我管理项目在包括英国、丹麦、澳大利亚、日本、中国、挪威及加拿大等国家被广泛应用。

健康改变的持续性：参与慢性病自我管理的病人可以延续维持行为及健康结局方面的改善，长期随访还可观察到锻炼、社会功能、社会角色限制等方面的显著性变化。

四、自我管理的任务

慢性病具有迁延反复的特点,患者对自身疾病的看法常常不稳定。这种不稳定,部分是由病情不稳定引起的,部分是由心理因素造成的。基于以上原因,病人的自我管理除了减少疾病带来的困扰、落实治疗措施、预防或延缓疾病进一步发展外,还需要帮助病人从积极的角度看问题。慢性病自我管理通常有以下三方面任务:

1. 医学或行为管理

处理和照顾自己的健康问题。如服药、坚持特定饮食或者使用辅助器材。

2. 维持或创造有意义的角色

建立和保持病人在工作学习生活中的社会角色,继续履行自己的责任和义务。例如,背痛患者可能需要改变做家务的方式或进行特定的锻炼。而对一些严重高血压患者,可能需要戒烟、改变社交模式或/和减少由此带来的活动。

3. 情绪管理

用积极的心态面对疾病。慢性病的发生和诊断可能会带来愤怒、恐惧、沮丧、抑郁等负面情绪,学习管理和妥善处理这些情绪是慢性病管理包括自我管理的重要内容。

五、自我管理的核心技能

斯坦福大学病人教育研究中心开展自我管理相关研究近三十年,归纳出自我管理有以下5种核心技能:

1. 解决问题的技能

自我管理教育是以问题为基础的,因此解决问题的技能是自我管理核心技能。管理疾病的过程中,病人能够认识自身问题的所在(定义问题)、能与他人一起找到解决问题的方法(例如,和朋友、卫生工作者讨论形成解决问题的备选方案)、采用适合自己的方法积极尝试解决问题(选择并实施合适的方案)、评估该方法是否有效(评估实施的结果)。

2. 做决策的技能

作为解决问题方法的一部分,慢性病患者面对疾病,每天都在做决策。学会与卫生工作者一起选择适合自己的、切实可行的目标、措施和行动计划,就是决策的过程。恰当地做出决策的基础是需要掌握一定的知识,在列出的可能的解决方案中,根据不同的标准优选出适合自己的方案。

3. 获取和利用资源的技能

传统的疾病诊断、治疗过程帮助病人解决了问题,同时可能告知了患者所需资源,但并没有强调教会患者如何找到新资源并加以利用。慢性病自我管理还应帮助病人构筑获取信息网络等资源的能力。信息或帮助的来源可能包括专业医疗机构、社会卫生服务站点、图书馆、网络、家人、朋友、患者间等。并学会从众多资源中识别和利用对自己有帮助的部分。

4. 与卫生服务提供者建立伙伴关系的技能

学会与包括卫生工作者在内的专业技术人员交流沟通，互相理解和尊重，建立伙伴关系，共同管理疾病。这是因为疾病性质，与急性、传染性疾病相比，慢性病管理中卫生服务提供者的角色不再是单纯的诊断和治疗，而增加了如同督导员或帮助者的角色。通过自我管理训练，在疾病变化的过程中，病人可以承担更多责任，在了解自己情况的基础上，准确阐述疾病的变化趋势和短期状况，知情选择治疗和处理措施，通过与卫生服务者讨论协商的方式，来面对和管理疾病。

5. 采取行动的技能

采取行动可能更像是一种决策或决定行为而非技能，但事实上，采取行动的技能最重要的是能够制订短期行动计划并加以实施，包括学习如何改变个人行为、制订计划并付诸实施、有行动的决心和信心并懂得反馈评估乃至完善计划使其更易实施等技能。这包括了：首先，行动计划的期限应该较短，如一到两周；其次，计划要针对某种具体行为，如在小区内散步,另外计划应该是直接可行的,即任务是个人有能力在约定的期限内完成的;最后,个人应该有很高的自信完成计划。

自我管理区别于传统健康促进和病人教育项目的一个显著特征是:患者具有了自我调整或恰当使用自我管理技能和知识的能力。依从性一直都是教育性项目最重要的部分,教育性项目大多数是让病人完成被告知的事宜,但提高依从性一直都是教育项目干预的难点。与单纯强调依从性的策略相比,调整干预策略(根据病人的情况、改变的阶段、健康信念卫生服务提供者调整需要病人完成的事宜)反而取得了一些成功,尽管还没有充分的证据表明这些成功和健康状况或者卫生服务利用的改变有强有力的关联,但自我调整建立在病人学习行为改变、自我管理技能的基础上,病人必须具备做出行为改变所必需的知识、技能和信心,从而可以承担自身更多的健康责任,有能力决定和实现维持健康所需要采取的相应行为策略。这是自我管理的重要组成部分,也是自我管理区别于传统健康促进和病人教育项目的根本,理论上在有限资源下会带来更多的社会健康益处。

第一课 自我管理课程简介和高血压基础知识

目　标

通过学习,组员能够:

- 了解高血压自我管理的重要性和基本内容
- 了解高血压的危害和影响因素
- 了解血压控制的方法和控制目标
- 制订本月自我管理的行动计划

材　料

- 黑板架/白纸、水笔、粉笔
- 《高血压患者自我管理》
- 铅笔、白纸
- 电脑、投影仪

课程安排

（学习前熟悉课程安排）

● 活动1：自我管理的重要性和课程目标（10分钟）

● 活动2：课程概述及组员任务（10分钟）

● 活动3：自我介绍和自我管理结伴同行（10分钟）

● 活动4：介绍高血压的危害、影响因素和控制方法（30分钟）

● 课间休息（10分钟）

● 活动5：行动目标设定的步骤与方法（10分钟）

● 活动6：行动计划的内容与要求（10分钟）

● 活动7：制订月行动计划（15分钟）

● 活动8：结束（10分钟）

活动①：自我管理的重要性和课程目标（10分钟）

方法：责任护士和小组长讲解

1. 责任护士自我介绍，宣布本活动的小组长；责任护士、小组长致欢迎辞。

2. 责任护士介绍自我管理的概念和课程的目标。

自我管理：在卫生保健专业人员的协助下，个人承担一些预防性或治疗性的卫生保健活动。健康的自我管理是一项简单易行、效果明确的干预措施,无须太多的人力、物力、财力、时间、技术,能够在大部分人身上产生一定的作用,同时也搭建了医患之间、病人之间交流和互动的平台。

高血压自我管理小组:沿袭"自我管理"的理论,在专业人员的指导下,以社区居委会为单位组织或患者自发组织自我管理小组,以小组为平台,学习健康知识和高血压防治知识,交流经验,提高高血压的管理效果。

课程目标:认识高血压的危害,学会自测血压,学习饮食营养调整、戒烟限酒,适当运动、保持心情愉悦等保健技能,增强防治高血压的主动性及降压治疗的依从性,提高与医生沟通的能力和紧急情况下寻求医疗帮助的能力,了解心脏血管病家庭急救基本技能。制订自我管理的行动计划,并通过自我管理小组活动,学会处理高血压自我管理中存在的共性问题。

活动❷:课程概述及组员任务(10分钟)

方法:讲课

1. 介绍小组自我管理活动的课程内容及安排。

课程内容概要及安排

课程内容	活动频次及内容安排							
	1	2	3	4	5	6	7	8
自我管理概述	✓							
目标设定/制订行动计划	✓	✓	✓	✓	✓	✓	✓	✓
反馈/解决问题		✓	✓	✓	✓	✓	✓	✓
高血压防治知识	✓							
家庭自测血压		✓						
膳食管理			✓					
合理运动				✓				
心理平衡与血压控制					✓			
药物治疗						✓		
心脑血管病家庭急救							✓	
各项技能考核、总结评估								✓

2. 介绍组员任务。

组员任务

● 按时参加每次活动、不缺席;或坚持自我学习。

● 学习高血压自我管理的基本知识和技能。

● 积极提问与思考(强调如果活动组织者一时不能解答或因时间所限,会记录问题,下次活动予以解答;或主动与病友、医护人员交流,积极寻求答案)。

> ● 完成家庭作业(复习知识点、实践技能操作)。
>
> ● 制订并完成行动计划。
>
> ● 与结对同伴沟通交流自我管理情况。

3. 告诉组员在以后的课程中会讨论他们自己希望达到的目标。大家想一下目前最想做的是什么? 今天我们将一起制订出一个短期目标。

4. 自我管理者的任务。本课程的目的就是要教授自我管理的技能,帮助大家完成自我管理的任务,塑造健康的生活方式。

> 自我管理者的任务
>
> ● 克服一些不良的生活习惯。
>
> ● 采用一些自我管理技能,管理好您所患的疾病。
>
> ● 完成您的日常活动(家务、工作、社会交往等)。
>
> ● 对疾病有正确认识和具备应对能力,正确管理所患疾病并持之以恒。

活动❸:自我介绍和自我管理结伴同行(10分钟)

方法:游戏

自我介绍:本人的基本情况、所患的慢性病及给自己日常生活带来的问题、对课程的期待和担忧;组长记录。

自我管理结伴同行:为活跃自我管理的氛围,提高自我管理的效果,通过自愿组合和抽签的方式将全体组员实行小组结对,实现自我管理结伴同行。

1. 询问每个组员在自我管理小组中有否特别熟悉和愿意结伴的人,如果有,自行小组结对。

2. 剩余的组员通过抽签或自由结对的方式结成对子。

3. 结对组员彼此握手,从现在起结伴同行,互相提醒和鼓励完成高血压自我管理行动计划。

4. 组长记录组员结对名单。

5. 本阶段活动结束后,将评比个人和结伴同行两类自我管理先进。

活动❹:介绍高血压的危害、影响因素和控制方法(30分钟)

方法:集体讨论,讲课

1. 集体讨论。

讨论重点:周围人群患高血压的情况及危害。

2. 讲课。

问题1:高血压有哪些危害和并发症

高血压严重危害心、脑、肾等重要器官,导致严重病变,发生中风、心肌梗死、肾功能衰竭,严重的会导致尿毒症等致死、致残事件。

高血压易导致以下并发症:

1)脑血管病:脑出血、缺血性脑卒中、短暂性脑缺血发作。

2)心脏疾病:心肌梗死、心绞痛、冠状动脉血运重建、充血性心力衰竭。

3)肾脏疾病:糖尿病肾病、肾功能受损。

4)外周血管疾病:动脉粥样硬化。

5)视网膜病变:出血或渗出,视乳头水肿。

6)糖尿病。

问题2:高血压的主要症状?

大多数高血压患者没有症状,需要通过主动的血压监测来了解是否患有高血压。仅有约20%～30%患者有症状,但症状特异性较差,通常包括以下症状:

①头痛、头晕。②恶心呕吐。③眼花耳鸣。④呼吸困难。⑤心悸胸闷。⑥鼻衄出血不止。⑦四肢发麻。⑧下肢水肿。⑨烦躁。⑩视力模糊。⑪面色苍白或潮红。⑫四肢无力。

问题3:高血压有哪些易患因素?

1)血压高值(收缩压130～139毫米汞柱和/或舒张压85～89毫米汞柱)。

2）超重或肥胖（BMI≥24和/或腰围男≥90厘米，女≥85厘米）。

3）高血压家族史（父母、兄弟、姐妹、子女等一级亲属）。

4）长期过量饮酒（每日饮白酒2两）。

5）年龄：男性≥55岁，女性≥65岁。

6）长期膳食高盐。

7）精神紧张、工作压力大。

8）缺乏体力活动。

9）血脂异常。

10）糖尿病。

问题4:你知道血压控制的方法吗？每一种降压方法的降压效果如何？哪一种方法最容易做到？如何坚持？

血压控制主要方法包括非药物和药物治疗方法。非药物治疗主要是指生活方式干预，如长期坚持能起到有效的降压作用，同时药物治疗也是控制血压的有效手段。

高血压非药物治疗目标及效果

措　施	目　标	收缩压下降范围
减少钠盐摄入	每人每日食盐量逐步降至6克	2～8毫米汞柱
规律运动	强度：中等量；每周3～5次；每次持续30分钟左右	4～9毫米汞柱
合理膳食	营养均衡	8～14毫米汞柱

续表

措　施	目　标	收缩压下降范围
控制体重	BMI＜24;腰围:男性＜90厘米;女性＜85厘米	5～20毫米汞柱/减10千克
限制饮酒	每天白酒＜50毫升、葡萄酒＜100毫升、啤酒＜250毫升	2～4毫米汞柱
戒烟	彻底戒烟;避免被动吸烟	—

问题5:正常血压值是多少? 你知道自己需要控制的血压目标吗?

成人血压分类和高血压控制目标

血压分类	收缩压(毫米汞柱)		舒张压(毫米汞柱)
正常血压	低于120	和	低于80
正常高值	120～139	和/或	80～89
高血压	高于或等于140	和/或	高于或等于90
高血压控制目标	低于140	和	低于90

活动⑤:行动目标设定的步骤与方法(10分钟)

方法:讲课和讨论

1. "目标设定"是最重要的自我管理技能之一,确立在3～6个月中想要完成的事情和达到的目标。

2. 确定目标:讨论自己的不良生活方式、慢性病或目前慢性病带来的问题及拟采取的措施,如"减重5千克"、

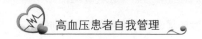

"每天饮酒量控制在250毫升左右"等。

3. 细化目标：分成几个步骤实施，然后选定本月目标，即要做的事情。

行动目标的组成部分

● 是自己想要做的事情（不是别人认为您应该做的，或您认为不得不做的）。

● 合理（是本月预计可以完成的事情）。

● 改变特定行为（如降低体重不是一个行为而是目标，散步才是一个行为）。

● 需回答以下问题：

做什么？（如散步）

做多少？（如30分钟或3公里）

做到什么程度？（如运动时可交谈，伴轻度喘息）

什么时候做？（如晚饭后）

一周做几次？（如4次）

● 自信心7分或7分以上（0分表示"一点也不自信"，10分表示"完全自信"）。

组长记录组员的基本情况、不良生活方式、慢性病或目前慢性病带来的问题。

活动❻:行动计划的内容与要求(10分钟)

方法:讲课和讨论

1. 责任护士讲述计划的内容与要求。

2. 每个组员能讲述一份完整月行动计划包括的主要内容。

行动计划内容与要求

一、决定要完成的事情

问小组成员"本月您想干些什么?"很重要的一点,活动应是来自小组成员本人,而不是您的。这一活动不一定是课程所教的内容,而应该是组员自身为了改变某种行为而想要做的事情。不要让他们说:"我将尽量……",每个人都应该这样说:"我将做……"。

二、制订计划

一项计划应包括以下所有内容:

1. 组员要干的是什么?(如您将散步、节食)

2. 做多少?(如在操场散步15分钟等)

3. 何时做? 再次强调,时间必须具体。(如午饭前、

淋浴前、下班回家后）

4. 一周做几次？这里有些复杂,大多数人会说每天都做。制订行动计划,最重要的是要保证成功。因此,最好承诺每周做4次,宁愿超过您的承诺,每周做到5次,请记住！计划执行的成功和因此产生的自信心提高,甚至比实际做某一行为更为重要。

三、检查计划制订的情况

制订行动计划后,护士要问每个组员对完成整个行动计划的自信心有多高？

如果回答在7分或以上,那么这份行动计划应该是合理、可行的。

如果回答低于7分,那么这份行动计划需要重新审订。询问组员不能肯定能完成整个行动计划的原因,调整行动计划。

活动7:制订月行动计划(15分钟)

方法:讨论

1. 结合本节课的学习内容,制订个人本月行动计划。首先要确定具体的行动内容,如果是了解自己的血压,需要确定是自己在家测量、还是到社区卫生服务站,多长时间量一次血压? 运动,则要确定每周活动次数、活动时间等,并确定完成计划的自信心有多少分。每个组员按第21页"行动计划的内容与要求",制订一份完整的月行动计划。

2. 如果有人不能制订行动计划,可请小组的其他成员提供帮助和建议。小组长可在活动结束后指导。

3. 组长及每个组员宣读行动计划,包括具体的活动是什么、每天的次数、每周进行的天数等,告诉大家有多大的信心完成整个计划。

4. 每位组员确定自己的计划并与同行伙伴分享;告诉组员,结伴同行伙伴间要互相监督行动计划的完成情况。

活动 8:结束(10分钟)

1. 责任护士请小组成员回顾一下今天的活动内容。

2. 请组员回去后阅读《高血压自我管理技能学员手册》第一课,巩固学习内容。

3. 掌握行动计划的制订要求,每个小组成员要很快会说,"我这月将要做什么,每周做多少次,什么时间做,自信心有多少分"。

4. 提醒小组成员每天记录自己行动计划的执行情况并在下次上课时带来。

5. 自我管理结伴同行：结对的同伴平时互相监督，记录监督结果，下次上课时汇报结伴同行情况。

6. 请小组成员每次上课都携带《高血压患者自我管理》一书。

7. 提示下一节课主题和要复习评估的内容。

8. 活动结束后责任护士多留几分钟记录和回答组员的问题。

第二课　家庭自测血压

目　标

通过学习,组员能够:

● 理解家庭自测血压在自我管理中的重要作用

● 学会自测血压

● 了解家庭自测血压的注意点和血压值的判别

● 巩固高血压防治知识

材　料

● 黑板架/白纸、水笔、粉笔

● 《高血压自我管理》

● 电子血压计

● 电脑、投影仪

● 家庭血压自测健康宣教视频

课程安排

（学习前熟悉课程安排）

● 活动1：反馈/反思/解决问题（20分钟）

● 活动2：介绍血压的基本概念和家庭如何自测血压（20分钟）

● 活动3：自测血压实践操作（30分钟）

● 课间休息（10分钟）

● 活动4：家庭自测血压的注意点（10分钟）

● 活动5：复习高血压防治知识（15分钟）

● 活动6：调整/制订月行动计划（10分钟）

● 活动7：结束（5分钟）

活动❶：反馈/反思/解决问题（20分钟）

1. 从组长开始进行交流（尽量简短）：

1）叙述本人上月行动计划及行动完成情况

2）描述在执行计划过程中遇到的问题。

3）本人是否有解决的办法或是否尝试过某种办法？

2. 责任护士问其他组员是否有相似的问题。

3. 集体讨论可行的解决办法，护士说出自己的建议。

4. 询问最早提出问题者愿意采用哪个建议。

活动②：介绍血压的基本概念和家庭如何自测血压（20分钟）

方法：讲课、集体讨论、资料阅读（《高血压患者自我管理》第（二）课）

本节重点：

诊室血压和家庭血压的不同意义；家庭自测血压的必要性（通过讲解电子血压计和水银柱血压计的原理，纠正患者认为水银柱血压计比诊室血压测量更准确的普遍错误观念，解除患者对家庭自测血压准确度的顾虑）；强调血压计需要定期检测校验（提供校验地点和联系方式等信息）。

1. 血压的基本概念

问题一：什么叫血压？

血液在血管中流动时作用于血管壁产生的压力叫作血压，血压的单位是毫米汞柱（mmHg）。平常所说的血压包括收缩压和舒张压，即通常称高压和低压。

问题二：血压分为高压和低压，高压是什么？低压是什么？

高压即收缩压：心脏收缩射血时大动脉内产生的压力。

低压即舒张压：心脏舒张时，动脉借助大动脉的弹性回缩产生的压力。

问题三：一个人在一天中不同时候测量的血压水平是

固定的吗？

一个人在一天中不同时候测量的血压水平是不固定的。正常情况下血压表现为不断波动,安静和睡眠时血压下降,运动、情绪波动或寒冷时血压上升,由于血压会随着测量时的体位、体力活动、情绪波动等因素的影响而发生变化,因此不能简单地根据一次测量结果就判断是否得了高血压。

问题四:如何判别血压值?

诊断高血压时所判断的血压值是指安静状态下的血压水平,强调测量前患者的准备,包括避免剧烈活动、情绪激动,安静休息5～10分钟后,避免饮用浓茶、咖啡、酒等影响血压的饮料等。

每一次心跳都会产生一个血压值,血压值的变化影响因素众多,强调安静状态下的多次测量,减少测量误差。

2. 血压测量和家庭血压测量

1) 血压测量是了解血压水平、诊断高血压、指导治疗、评估降压疗效以及观察病情变化的主要手段。测量血压方式有3种,即诊室血压、动态血压和家庭血压。其中家庭血压测量是高血压自我管理最重要的内容之一。

2) 家庭自测血压是指患者自己或家属在诊室外的其他环境所测量的血压。

3）询问每个组员家里是否备有电子血压计,是否能够自测血压？一般多长时间测量一次血压？

3. 家庭血压的测量频率和方法

1）初诊和血压未控制的患者

建议家庭血压连续测量7天,每天早上(6:00—9:00)和晚上(18:00—21:00)各测一次。每次测量3遍,取其平均值为本次的血压值,两次血压测量间隔1分钟,去掉第一天的血压值,取后6天血压平均值为当前的血压水平。记录每次血压值和血压平均值。

2）血压控制患者

建议每周固定一天自测血压,每天早晚各1次,第一次于早上起床后,服降压药和早餐前,排尿后,测坐位血压,每次测量3遍,取后2次血压的平均值为本次的血压值。第二次于晚上(18:00—21:00)测量,两次血压测量间隔1分钟。记录每次血压值和血压平均值。

4. 三种不同血压测量方法的高血压诊断标准和控制目标

不同血压测量方法的高血压诊断标准不同,家庭自测血压标准要低于诊所血压测量标准。

不同的血压测量方法的高血压诊断标准和控制目标

血压测量方法	高血压诊断标准（毫米汞柱）	血压控制目标(毫米汞柱)
诊室血压	≥140/90	<140/90

续表

血压测量方法	高血压诊断标准 （毫米汞柱）	血压控制目标（毫米汞柱）
家庭血压	≥135/85	＜135/85
动态血压	24小时≥130/80 白昼≥135/85 夜间≥120/70	24小时＜130/80 白昼＜135/85 夜间＜120/70

5. 老年高血压患者的降压目标

一般老年高血压患者降压目标值＜140/90毫米汞柱；对于高脉压老年患者或血压下降不能耐受的老年高血压患者,降压目标可放宽为＜150/90毫米汞柱。

活动3:自测血压实践操作(30分钟)

方式:讲课、实践操作、观看视频(附录五)

1. 介绍血压测量环境及操作程序

1）设备:推荐使用符合国际标准的上臂式电子血压计,不建议使用腕式血压计、手指式血压计。测压前检查电子血压计的电池是否充足,开关是否灵活。

2）环境:安静的环境,温度适宜,无噪声,准备适合受测者手臂高度的桌子,以及有靠背的椅子。

3）受测者准备:测血压前30分钟内不喝咖啡、浓茶或酒,不剧烈活动,心绪平稳。排空膀胱,不要讲话,静坐休息

5～10分钟。

4）受测者体位：端坐，不活动肢体，背靠椅背，双脚着地平放，不能交叉，上臂与心脏平齐。

5）初次测量左右上臂血压（肱动脉处），以血压高的一侧作为血压测量的上肢。

6）正确安放袖带：裸露上臂，按照袖带上的标示将皮管对准位置，平整缠绕在肘窝上方2.5厘米处。

7）测量：按"开始"键，自动充气放气，读取结果，血压单位为毫米汞柱（mmHg）。

8）每次测量3遍，取其平均值为本次的血压值。两次血压测量间隔1分钟。

2. 自测血压实践操作

1）操作示教：责任护士按自测血压操作程序演示自测血压的步骤。

2）同步操作：组员与责任护士演示操作同步进行自测血压操作。

3）自我实践：组员自测血压实践。

4）个别纠正：责任护士巡视，为操作错误的组员进行个别辅导。

5）同伴互助：两两结对进行巩固性自测血压操作。

3. 自测血压值记录和判别

1）自测实践：组员实践自测血压，包括不同状态下（如情绪激动、活动后），不同肢体（左、右上肢）的血压测量操作。

2）血压记录：展示家庭血压自测记录表，讲解并在记录表上记录自测血压结果。

家庭血压测量记录（每周2天）

第一周							
		周一	周二	周三	周四	周五	周六	周日
早	1							
	2							
	3							
晚	1							
	2							
	3							
备注								

第二周							
		周一	周二	周三	周四	周五	周六	周日
早	1							
	2							
	3							

续表

晚	1							
	2							
	3							
备注								

第三周

		周一	周二	周三	周四	周五	周六	周日
早	1							
	2							
	3							
晚	1							
	2							
	3							
备注								

第四周

		周一	周二	周三	周四	周五	周六	周日
早	1							
	2							
	3							

续表

晚	1							
	2							
	3							
备注								

3）结果判别：记录每次血压值，按血压控制标准判别自己的血压是否达到控制目标。

4）结果讨论：讨论左、右上肢，情绪变化和活动对血压值的影响。

课间休息（10分钟）

活动❹：家庭自测血压的注意点（10分钟）

方法：讲课、讨论

1. 测量人员

经过培训的患者、家属或其他人员在家里测量血压。

2. 测量要求

参见活动3操作程序。

3. 伴有精神焦虑、抑郁或擅自改变治疗方案的患者，不建议进行家庭自测血压。

4. 使用自测血压操作评分表，检测自己血压测量是否规范。

自测血压操作评分表

　　邀请亲属、朋友或自己根据自测血压操作评分表进行评分,随机选取过去一周血压测量情况,根据以下5方面的测量要点酌情给分,以评价血压测量中的问题,并有针对性地加以改进。

要　　点	评　　分
1. 测量前准备:30分钟内禁止吸烟、饮酒、喝咖啡或浓茶,不剧烈运动,不憋尿,测量中不要讲话。静坐休息5分钟。需要一张靠背椅和桌子(2分)	
2. 姿势和绑袖带:端坐,背靠椅背,双脚着地平放,不能交叉。测量侧前臂平放桌上,裸露上臂,上臂与心脏平齐,按照袖带上的标示对准位置,平整缠绕在肘窝上方2.5厘米处(2分)	
3. 测量:按"开始"键,自动充气放气,读取结果,血压单位为毫米汞柱,同时记录脉搏次数,单位为次/分钟(2分)	
4. 测量时间和次数:每天早(6:00—9:00),晚(18:00—21:00),各测量3次血压,间隔1分钟(2分)	
5. 血压标准:患者家庭自测血压的目标是小于135/85毫米汞柱(2分)	

活动❺:复习高血压防治知识(15分钟)

方法:问答、考核评估

高血压的危害和影响因素、血压控制的方法和控制目

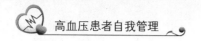

标,小组学员个人的血压控制目标。

活动 6：调整/制订月行动计划(10分钟)

方法：讨论

1. 本月的行动计划结合本节课的学习内容,制订一份家庭血压自测计划,首要任务就是确定一个目标。暂定每天测量2次(早、晚),每次测量3遍,即掌握自测血压要求和步骤,按操作程序自测血压,记录每次血压值和平均值,提供给管理你的社区医生。

2. 通过自测血压,观察情绪、运动和日常生活活动对血压的影响,了解安静状态时测量血压的重要性。

3. 组长及每个组员宣读行动计划,包括具体的活动是什么、每天的次数、每周进行的天数等,询问大家有多大的信心完成整个计划。对信心值小于7的组员给予更多关注。

4. 请其他组员指导帮助不能独立完成行动计划的组员,也可由组长在活动后单独指导。

活动 7：结束(5分钟)

1. 结伴同行的同伴互打电话,表达对彼此尝试新行为的支持和鼓励。

2. 提醒组员每天按行动计划自测血压,记录血压值,并在下次上课时带来。

　　3. 记录执行行动计划中发现的问题和解决的方法,在下次课上进行讨论。

　　4. 学习《高血压患者自我管理》相关内容。

　　5. 活动结束后责任护士多留几分钟记录和回答组员的问题。

第三课　膳食管理

目　标

通过学习,组员能够:

● 了解健康膳食和高血压患者的饮食原则

● 了解个人每日摄入热量的计算步骤和查表方法

● 掌握高血压膳食的手掌法则

● 了解膳食处方的制订方法

● 了解烹调技巧

● 了解平衡盐的应用和家庭用盐量估计方法

● 复习自测血压和结果判别、检查血压记录

材　料

● 膳食宝塔、高血压患者膳食管理和戒烟、限酒教育挂图

● 高血压患者膳食管理教育视频

● 黑板架/白纸、水笔、粉笔

- 《高血压患者自我管理》
- 皮尺、体重秤、平衡盐、盐勺
- 血压计、电脑、投影仪

课程安排

（学习前熟悉课程安排）

- 活动1：反馈/解决问题（20分钟）
- 活动2：介绍什么是合理膳食和高血压患者饮食原则（20分钟）
- 活动3：介绍个体每日摄入热量计算步骤和查表评估方法（15分钟）
- 活动4：介绍膳食处方制订方法（10分钟）
- 课间休息（10分钟）
- 活动5：介绍手掌法则（10分钟）
- 活动6：烹调技巧、平衡盐应用和用盐量的估计及减盐方法（10分钟）
- 活动7：复习家庭自测血压（20分钟）
- 活动8：调整/制订月行动计划（10分钟）
- 活动9：结束（5分钟）

（等候时间可播放高血压膳食营养管理教育视频,网址:）

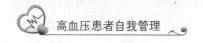**:反馈/解决问题(20分钟)**

1. 反馈:从组长开始,每个组员逐一反馈。

1）叙述上月的行动计划及计划完成情况。

2）描述在计划执行过程中遇到的问题、自我解决的办法或是否尝试过某种办法?

2. 集体讨论:遇到问题时的可行解决办法。

3. 责任护士提出自己的建议,遇到问题者选择认为适用自己的建议。

活动❷:介绍什么是合理膳食和高血压患者饮食原则(20分钟)

方法:讲课、讨论、资料阅读(《高血压患者自我管理》)

1. 什么是合理膳食?

合理膳食是通过采用平衡膳食模式,最大程度保障人体营养和健康。膳食食物搭配原则可参考《中国居民膳食指南2016》。

合理膳食对防治和减少高血压危害、维护健康十分重要,学会如何吃是自我管理过程的重要组成部分。

中国居民膳食指南

● 食物多样,谷类为主

● 吃动平衡,健康体重

● 多吃蔬果、奶类、大豆

● 适量鱼、禽、蛋、瘦肉

● 少盐少油,控糖限酒

● 杜绝浪费,兴新食尚

2. 高血压患者饮食最主要有三个原则:

1）限制钠盐摄入,多吃含钾丰富的食物。

2）限制总热量,尤其是控制优质类型和摄入量（超重者需要减肥）。

3）营养均衡:注意适量补充蛋白质,增加新鲜蔬菜和水果,增加膳食钙摄入。

活动❸:介绍个体每日摄入热量计算步骤和查表评估方法(15分钟)

方法:讲课、讨论、观看视频。(附录五　高血压自我管理教学视频:高血压患者膳食管理教育视频)、展示挂图〔附录六　高血压自我管理教学挂图:高血压饮食知识点(一)〕

1. 高血压患者每日摄入能量的计算

计算依据：高血压患者的体型、标准体重和体力活动水平。

估算步骤：

第一步：估算患者标准体重（千克，kg）＝身高（厘米，cm）－105。

第二步：评估患者体型：

体质指数（BMI）＝体重（kg）/[身高（m）]^2

成人体型判别标准：体重过低：　BMI＜18.5

　　　　　　　正　　常：　18.5≤BMI＜24

　　　　　　　超　　重：　24≤BMI＜28

　　　　　　　肥　　胖：　BMI≥28

第三步：评估患者体力活动水平。

活动水平	工作内容举例
极轻	卧床休息
轻	办公室工作、电器钟表、修理工、售货员、酒店服务员、化学实验操作、讲课等
中	学生日常活动、机动车驾驶、电工、安装、车床操作、金工切割等
重	非机械化农业劳动、炼钢、体育运动、装卸、采矿

第四步：60岁以下人群根据标准体重、体型评估、活动水平查表确定每日推荐摄入量（表1）。注：消瘦者（BMI＜

18.5的体重过低者)的每日摄入能量需通过推荐计算公式计算：每日摄入能量(千卡，kcal)＝实际体重(千克，kg)×每千克体重推荐能量(千卡，kcal)

　　60岁以上老年人直接查表获得推荐的每日摄入能量(表2)

表1　高血压患者建议每日摄入能量表(千卡/天，kcal/d)(18～59岁适用)

标准体重(千克)	体型评估	活动水平			
		极轻	轻	中	重
40	正常	800～1000	1400	1600	1800
	超重或肥胖	800	1000～1200	1400	1600
45	正常	900～1125	1575	1800	2025
	超重或肥胖	900	1125～1350	1575	1800
50	正常	1000～1250	1750	2000	2250
	超重或肥胖	1000	1250～1500	1750	2000
55	正常	1100～1375	1925	2200	2475
	超重或肥胖	1100	1375～1650	1925	2200
60	正常	1200～1500	2100	2400	2700
	超重或肥胖	1200	1500～1800	2100	2400
65	正常	1300～1625	2275	2600	2925

续表

标准体重（千克）	体型评估	活动水平			
		极轻	轻	中	重
	超重或肥胖	1300	1625～1950	2275	2600
70	正常	1400～1750	2450	2800	3150
	超重或肥胖	1400	1750～2100	2450	2800
75	正常	1500～1875	2625	3000	3375
	超重或肥胖	1500	1875～2250	2625	3000
80	正常	1600～2000	2800	3200	3600
	超重或肥胖	1600	2000～2400	2800	3200
85	正常	1700～2125	2975	3400	3825
	超重或肥胖	1700	2125～2550	2975	3400
90	正常	1800～2250	3150	3600	4050
	超重或肥胖	1800	2250～2700	3150	3600
——	消瘦*	W×(25～30)	W×40	W×45	W×(50～55)

---

* 对消瘦者，如表所示，推荐计算方式：每日摄入能量（千卡）＝实际体重（W，千克）×每公斤体重推荐能量（千卡）

表2　老年人建议每日每人摄入能量表(千卡,kcal)
(适用60岁及以上老年人)

年龄(岁)	活动量	能量(千卡)	
		男	女
60岁及以上	轻体力	1900	1800
	中等体力	2200	2000
70岁及以上	轻体力	1900	1700
	中等体力	2100	1900
80岁及以上		1900	1700

活动❹: 介绍膳食处方制订方法(10分钟)

方法:讲课、案例讨论

第五步:食物各类选择和分配。

高血压患者每日摄入能量(千卡,kcal)及建议食物种类
分配表(克/天,g/d)

能量水平	1400	1600	1800	2000	2200	2400	2600	2800
谷类	225	225	250	300	300	350	400	450
大豆类	30	30	30	40	40	40	50	50
蔬菜	300	300	300	350	400	450	500	500
水果	200	200	200	300	300	400	400	500
肉类	25	50	50	50	75	75	75	75

续表

能量水平	1400	1600	1800	2000	2200	2400	2600	2800
水产品	50	50	50	75	75	75	100	100
蛋类	25	25	25	25	50	50	50	50
乳类	300	300	300	300	300	300	300	300
烹调油	20	20	20	20	20	20	20	20
食盐	5	5	5	5	5	5	5	5

活动❺:介绍手掌法则(10分钟)

方法:讲课、讨论、观看视频(附录五　高血压自我管理教学视频:高血压患者膳食管理教育视频)、展示挂图[附录六　高血压自我管理教学挂图:高血压饮食知识点(二)]

每天一手捧水果,两拳头蔬菜,三调羹植物油,四拳头主食,五掌心蛋白质。

食物手测量注意事项:

只用自己的手给自己测量;

用手与熟食比体积;

只测量可直接进口食用的食物,也就是餐桌上的熟食;

只适用于一般正常体重或偏瘦人群;

平衡膳食食物手测量,不必刻意,也不能随意。需要注意结合活动量、体重和饱腹感适当调整;

手测量只界定了食物的结构和量,要做到平衡膳食,还需食物多样化。

第六步:案例。

例:张某,男,58岁,教师,有高血压病史。身高176厘米(cm),体重80.7千克(kg),体型偏胖,不吸烟,嗜酒,平时饮食尚有规律,但口味重,喜欢吃咸鱼,蔬菜水果摄入少,每天喝1袋牛奶,既往有高血压病史。

膳食处方制订步骤:

1. 估算患者标准体重(千克,kg):身高(厘米,cm)－105＝176－105＝71(千克,kg);

2. 评估患者体型:BMI＝体重(kg)/身高(m)^2＝80.7/1.76^2＝26.1≥24,属于超重;

3. 评估体力活动水平,属于轻体力劳动;

4. 在每日摄入能量表中查找患者推荐每日能量摄入时为:1750～2100(千卡)

5. 根据不同能量水平的食物摄入量表,患者每天应摄入谷类250～300克(5～6两),豆类30～40克(0.6～0.8两),蔬菜300～350克(6～7两),水果200～300克(4～6两),肉类50克(1两),乳类300克(1袋),蛋类25克(半两),水产品50～75克(1两至1两半)

手掌法则,患者每日应摄入一手捧水果,两拳头蔬菜,两调羹植物油,三拳头主食,五掌心蛋白质。

课堂练习

个人饮食评估和建议(营养处方)

姓名_____	年龄_____	体重_____千克 身高_____米	体质量指数(BMI) _____
体力活动 分级	极轻　□　　轻　□ 中　□　　重　□		建议每日摄入能量 _____千卡

建议食物种类分配表(克/天)				手掌法则
	早餐	中餐	晚餐	全天
谷类				
大豆类				
蔬菜				
水果				
肉类				
水产品				
蛋类				
乳类				
烹调油				
食盐				

课间休息(10分钟)

活动❻：烹调技巧、平衡盐应用和用盐量的估计及减盐方法（10分钟）

烹调技巧（5分钟）

方法：讲课、讨论、观看视频（附录五 高血压自我管理教学视频：高血压患者膳食管理教育视频）、展示挂图［附录六 高血压自我管理教学挂图：高血压饮食知识点（三）］

各具特色的烹饪方法丰富了我们的饮食生活，然而对人体健康的影响却迥然不同，应该尽量选择对健康有利的烹饪方法，不能过度追求口味的嗜好。

1. 烹饪方法健康排行榜：蒸、煮、拌、灼、汤、炖、炒、烤、炸。

2. 科学烹调10原则：

● 先洗后切、切好立炒：减少多种维生素和矿物质元素的丢失。

● 急火快炒：减少维生素的损失，促进胡萝卜素的吸收。

● 见油无烟：油尚未冒烟时，将食材下锅。

● 凉拌生吃：维生素C含量高的适合生吃的蔬菜应尽可能凉拌生吃，或在沸水中焯1～2分钟后再拌。

● 炒好即食：已经烹调好的蔬菜应尽快连汤带菜食用，避免反复加热。

● 减少用油：合理的做法是每道素菜放油量不要超过一汤匙。

● 少加盐和鸡精味精，多用葱、姜、蒜或花椒等调味。

● 减少腌制品制作频率，只可偶尔食之。

● 自制甜品，控制脂肪量。自制蛋糕时可选用苹果酱、李子酱或酸奶来取代奶油，减低脂肪含量。

● 选用全谷物面粉。尝试在制造面包和饼干时选用全麦面粉或麦片，或在面包中加入麦麸或麦芽。

平衡盐应用和用盐量估计(5分钟)

1. 钠盐摄入过多的危害：食盐是人们生活中不可缺少的调味品，主要成分是氯化钠，给人们的感觉是"咸"，俗话说"百味盐为先"，是食盐让我们享受到了美味佳肴。但摄入过多会影响人们的身体健康，高盐饮食是高血压发病的主要危险因素。

2. 减盐的益处：减盐是预防控制高血压最具成本效果的措施，正常人减少食盐的摄入量，可以预防高血压的发生。高血压病人减少食盐摄入量，可改善高血压的治疗效果，减少脑卒中、慢性肾病的发病和死亡。基础血压越高、减盐降压的效果越明显。

3. 讨论：您家里目前使用什么食盐？在减少用盐方面你有什么经验吗？

4. 发放平衡盐。

5. 平衡盐定义：平衡盐是以加碘盐为载体，加入了从海水中精炼提取出来的复合元素，使食物中的氯化钠含量下降至60％～70％，氯化钾的含量提高至22％～28％，镁离子提高到1％左右。使钠、钾、钙、镁达到了合适的配比，具有平衡营养、低钠饮食、有益健康的作用。

6. 每日用盐量的估量。

1）用盐标准：

● 世界卫生组织建议每日用盐量：每人每天5克。

● 我国2010版高血压指南建议食盐每人每天不超过6克。

● 这个盐量不仅是做菜时放入的盐，还包括各种盐渍食品、酱油和味精中的盐，也包括饮料中所含的盐。

2）估量方法：6克盐相当于啤酒瓶盖去掉橡皮圈一平盖的盐。日常烹饪时可用盐勺定量。

7. 减少烹饪钠盐。

● 建议使用可定量的盐勺，选择低钠盐代替普通食盐。

● 关注食品包装袋上的营养成分标签，注意隐形盐的摄入。如腌肉、酱鸭、咸菜等。

● 巧用醋。凉拌菜不提前用盐腌，可加醋，清蒸后只需用醋、料酒和少量酱油醮食。

● 用天然调料如辣椒、葱、蒜、柠檬等增加食物风味。

● 炒菜出锅再加盐,一天烧菜的品种不要太多,切记不要喝菜汤。

● 减少酱油、味精、番茄酱等调味品的用量。如果要加,就减少盐量。

● 适当增加钾盐,多吃富含钾的食品,如豆类、坚果、蔬菜(如菠菜、卷心菜、香菜)以及水果(如香蕉、木瓜、枣等)。

活动⑦:复习家庭自测血压(20分钟)

方法:讨论、操作、评估

1. 回顾自测血压要求。

2. 自测血压练习。

3. 指导护士对每个组员自测血压操作情况进行评估。

4. 检查上月家庭自测血压记录,并评估是否达标。

活动⑧:调整/制订月行动计划(10分钟)

方法:讨论

1. 本月的行动计划结合本节课的学习内容,制订一份减重和家庭减盐计划:

1)填写体重管理表,评估理想体重,确定体重降低的月度和半年目标。

体重管理表

测量日期	身高(厘米)	体重(千克)	BMI (千克/米^2)	腰围 (厘米)
__/__/__	_____	_____	_____	_____
体型判断:□超重　□肥胖　□腹型肥胖　（符合一项设定减重目标）				
减重目标				
每月减重2~4千克		半年减重＝当年前体重×6％＝_____千克		
目标体重_____千克		最终减重＝_____千克		

2）减少家庭用盐。推荐使用家庭用盐量记录表,定期记录并评估家庭用盐的量以促进家庭用盐。

家庭用盐量记录表的使用方法:将家里目前剩余的盐进行称重,从现在起记录家庭用盐(记录日期)、每天家庭实际用餐人数,同时估计并记录期间的全家的隐形盐摄入量,以便估算家庭每天用盐总量和每人每天的用盐量。每人每天摄入盐超过6克即为摄入超标,需要减少食盐摄入。

家庭用盐量记录表

称重/记录	盐　量	隐形盐量	就餐人数	估计人均用盐量	用盐量评估
__月__日	___克	N/A			□超标 □合适
__月__日	___克		___人	___克/人/天	(合适:<6克/人/天)
用盐量	___克	___克			

2. 每人宣读行动计划,包括具体的行动是什么？每天记录内容,包括减重计划、用盐评估等,复习自测血压等,告诉大家有多大的信心完成整个计划。

3. 组内成员指导帮助不能独立完成行动计划的组员完成计划制订。

活动9:结束(5分钟)

1. 同伴互打电话,鼓励和支持行动计划。

2. 提醒组员阅读《高血压患者自我管理》相关内容,以了解与本课程内容相关的更多知识。

3. 提醒组员做好自我管理活动记录,下次上课时带来。

4. 活动结束后责任护士多留几分钟记录和回答组员可能的问题。

第四课　合理运动

目　标

通过学习组员能够：

- 了解合理运动的意义

- 完成运动评估及学会运动操

- 熟悉运动注意事项及应对措施

- 通过选择一项长期运动来制订健身计划

- 评估结伴同行情况,根据实际调整结伴对象

- 巩固自测血压操作和膳食管理知识

材　料

- 黑板架/白纸、水笔、粉笔

- 《高血压患者自我管理》

- 运动评估方法说明和评价标准

- 体力活动前问卷

- 弹力带、血压计
- 电脑、投影仪
- 合理运动教学视频

课程安排

（学习前熟悉课程安排）

- 活动1:反思/反馈/解决问题（20分钟）
- 活动2:运动的意义和对高血压的影响（10分钟）
- 活动3:运动评估和运动处方（20分钟）
- 课间休息（10分钟）
- 活动4:运动评估和运动操练习（40分钟）
- 活动5:运动注意事项及应对措施（20分钟）
- 活动6:复习实践已学自我管理技能（25分钟）
- 活动7:制订月行动计划（10分钟）
- 结束8:结束（5分钟）

（等候时间可播放弹力带操带教视频）

活动❶:反思/反馈/解决问题（20分钟）

1. 从组长开始每个组员交流上月行动计划、完成情况及完成行动计划中遇到的问题。

2. 遇到问题同时是否有解决的办法,是否尝试过某种办法和措施? 组内是否有人也遇到过同样的问题。

3. 集体讨论:有哪些解决问题的办法,在充分讨论的基础上,指导护士给出自己的建议。问询最早提出问题者是否愿意采用上述的一些建议。

4. 总结自我管理解决问题的途径:发现问题、列出问题、提出建议、尝试建议、换用另一种方法、评估试用结果、向别人寻求结果、接受这个问题目前还无法解决的结果。

5. 指导护士简要地回答组员上周遇到的一些问题。

活动❷:运动的意义和对高血压的影响(10分钟)

方法:讲课、集体讨论

1. 运动的意义:缺乏运动已成为全球范围死亡的第四大危险因素,而且全球缺乏运动的人数还在增长,并对人们的健康水平和慢性病的患病率发生重要的影响。证据表明有规律的身体活动可以减少患冠心病、脑卒中、2型糖尿病、高血压和抑郁症的风险。身体活动是能量消耗的关键决定因素,也是维持能量平衡和控制体重的基础,健身和运动是最重要的自我管理的工具之一。

2. 集体讨论:组长总结讨论结果,并给组员介绍以下要点。

1）为什么要运动？

在讨论后，运动的益处包括以下几项要点：

（1）增强心血管系统，如心脏、肺和血管的功能。

（2）增加肌肉的力量。

（3）提高机体的耐力。

（4）提高关节的屈曲性。

（5）有助于减轻体重或控制体重。

（6）有助于减轻疲劳。

（7）有助于改善睡眠。

（8）有助于机体的平衡和协调性。

（9）能减少焦虑和情绪低落。

3. 运动对高血压的影响。

1）一次运动过程中血压的变化：

（1）运动时由于交感神经兴奋、心输出量增大，一般情况下收缩压和舒张压均会上升。

（2）在进行较长时间的全身运动后，肌肉毛细血管大量开放，血管外周阻力降低，此时可表现为收缩压升高而舒张压变化不明显，有时舒张压反而会下降。

（3）运动结束后心排血量，交感神经兴奋性明显下降，毛细血管开放效应持续，可使血压较运动前降低约5～10毫米汞柱，约持续24小时。

2）长期有规律的运动对血压的影响：

（1）运动产生的刺激作用于大脑皮质及皮质下血管运动中枢,使血压调定点下降。

（2）运动使交感缩血管神经的兴奋性降低,迷走神经的兴奋性升高,血管扩张。

（3）运动使儿茶酚胺释放减少、敏感性下降,血管顺应性增加、压力感受敏感性增加,从而降低外周血管张力,减小血流阻力,尤其是对舒张压的降低具有较大意义。

（4）运动可通过锻炼肌肉,改善胰岛素抵抗、高胰岛素血症,减少高胰岛素分泌状况。

（5）运动可改善情绪,与饮食控制相配合可以有效地降低血液中胆固醇和低密度脂蛋白的含量,这些都有利于减少高血压病发病的危险因素。

活动❸：运动评估和运动处方（20分钟）

1. 运动前健康筛查

进行较大强度的运动时发生猝死、心肌梗死等心血管病风险会增加,标准的健康检查和运动评估,加上专业的运动指导和监测可以有效地降低风险。在开始运动评估和进行较大强度的运动(体力活动)前,应该先初步评价自己的健康状况,有症状的人或有心血管疾病病史、糖尿病或其他活动性的慢性疾病的人群,应该考虑到专业的机构进行身体和运动能力测试(附录三 体力活动前问卷+(PAR－Q＋)通过对疾病状况的评估,了解是否可以立即开始进行较大强度的锻炼或参加体适能测试)。

2. 运动体适能

指人体各个器官(心肺、血管、肌肉等)能顺利执行日常生活与工作的能力,其中包括以最低的疲劳与不适来应对突发事件的挑战。

1)有氧能力:身体摄取氧,利用氧,产生能量的能力,是运动的基本能力。

2)肌肉力量:身体活动的力量体现,包括最大肌力与肌肉耐力。

3)柔韧程度:关节屈伸和肌肉、韧带被拉长,达到完全关节活动范围的能力。

4)身体成分:特别是指身体脂肪组织占全身组织的百分比。

3. 危险分层和监督建议

(略)

4. 体适能测试

1)1600米步行测试。

2)俯卧撑测试。

3）坐位体前屈测试。

4）身体成分。

5. 老年体适能测试（附录四　体适能测试方法和判定标准和附录五　高血压自我管理教学视频：老年体适能测试）

1）下肢肌力（30秒续坐站测试）。

2）上肢肌力（30秒上肢负重屈肘测试）。

3）有氧耐力（6分钟步行测验、2分钟踏步测验）。

4）下肢柔韧度（座椅体前屈测验）。

5）上肢柔韧度（抓背测验）。

6）灵活性/平衡性（2.4米起身绕行测验）。

6. 运动处方

康复医师或治疗师，对从事体育锻炼者或病人，根据医学检查资料（包括运动试验和体力测验），按其健康、体力及心血管功能状况，用处方的形式规定运动种类、运动强度、运动时间、运动频率，运动中的注意事项。运动处方是指导人们有目的、有计划和科学地锻炼的一种治疗性建议。

7. 运动方式

1）有氧运动：主要运动形式应是有大肌肉群参与的有氧运动。

2）抗阻训练：主要运动形式应是多关节参与的混合

运动。

8. 运动金字塔（略）

9. 运动强度控制

1）有氧运动。中低运动量：小于40％最大摄氧量的运动量，健步走：步行＜120步/分钟，可持续运动30分钟以上，心率较安静时增加30次/分，自我感觉较轻松，Borg指数2分。中等运动量：40％～60％最大摄氧量的运动量，可持续运动30～60分钟，心率较安静时增加50次/分，稍有呼吸急促，Borg指数3～4分。

2）抗阻运动。中低运动量：阻力50％1-RM，重复次数10～15次/组，每一肌群练习1～2组，自我感觉较轻松，Borg指数2～4分中等运动量：阻力60％～80％1-RM，重复次数8～12次/组，每一肌群练习2～4组，组间休息3～5分钟，稍有呼吸急促，Borg指数5分。

10. 运动时间和频率

1）有氧运动。运动持续时间：每天进行30～60分钟持续性或间歇性的有氧运动，如果选择间歇运动，至少每次10分钟，每天累积30～60分钟。运动频度：每周训练3～7天有降压的效果。由于一次运动后的血压降低可持续近24小时，因此，每天训练可能有更好的效果。

2）抗阻运动。运动频率：每组大肌群训练2～3次/周，同一肌群训练间隔至少48小时。

11. 弹力带在抗阻训练中的作用和优点(略)

活动④:运动评估和运动操练习(40分钟)

1)练习运动评估技能,使用运动评价表格评价运动能力。

2)责任护士演示运动操。

3)组员集体跟着护士的演示节奏学习运动操。

4)组员自我练习运动操。

5)结对同伴一起做运动操,护士检查动作,进行个别辅导。

6)集体做运动操。

7)介绍运动操视频(附录五　高血压自我管理教学视频:老年弹力带操讲解、老年健身操带操)

活动⑤:运动注意事项及应对措施(20分钟)

方法:讲课、讨论

1. 运动过程中可能出现的问题

运动的最初几天肯定会产生新的不舒适感,常会感到肌肉紧张、关节周围触痛及疲劳。若运动后肌肉关节疼痛持续超过2小时或次日仍感疲劳,说明您的运动量太大或运动过快。不需要中途停止，下次运动时可减轻强度或缩短时间。

2. 运动遇到的问题及应对措施

问　题	建　议
1. 心律不齐或心动过速	停止运动，自测脉搏，心跳是否规则，你的心率是多少？记下这些。向医生咨询后再开始运动
2. 胸、额、臂、颈或背部疼痛或紧迫感	停止运动。向医生咨询，在医生查明问题之前，请不要运动
3. 运动后持续10分钟的、极度的呼吸困难	向医生咨询后再运动
4. 头昏、头晕、出冷汗或精神恍惚	躺下，抬高下肢，或坐下，低下头放在两腿之间
5. 运动后过度疲劳，尤其在运动后24小时仍感疲劳	下次运动量适当减少。如果过度疲劳状态仍持续存在，请医生检查，重新确定运动量

3. 运动损伤的预防和处理

1）运动损伤的原因：思想上认识不足，缺乏合理的准备活动，身体及心理状态不佳，运动服装及鞋袜不合适，场地及环境因素不合适，运动强度、时间、频率设置不合理，天气条件不适合运动。对以上因素进行针对性预防。

2）RICE-处理运动损伤的原则：

Rest（休息）：停止走动，让受伤部位静止休息，减少进一步损伤；

Ice(冰敷)：让受伤部位温度降低，减轻炎症反应和肌肉痉挛，缓解疼痛抑制肿胀。每次10～20分钟，每天3次以上，注意不要直接将冰块敷在患处，可用湿毛巾包裹冰块，以免冻伤。冰敷仅限伤后48小时内。

Compression(加压)：使用弹性绷带包裹受伤的关节或组织，适当加压，以减轻肿胀。注意不要过度加压，否则会加重包裹处以远肢体的肿胀、缺血。

Elevation(抬高)：将受伤肢体抬高，高于心脏位置，增加静脉和淋巴回流，减轻肿胀，促进恢复。

活动6：复习实践已学自我管理技能(25分钟)

方法：讨论、操作

1. 自测血压操作。

2. 膳食管理经验交流。

3. 减盐方法交流。

4. 高血压防治知识交流。

5. 心血管急性事件家庭急救知识交流。

方法：游戏

结伴同行回头看：回顾结伴同行取得的效果和存在的问题，为不成功者提供调整、重新结伴的机会。

1）请每个组员介绍结伴同行伙伴的基本情况,包括姓名、所患疾病等。

2）介绍同行活动对自己的帮助和支持。

3）没有结对组员重新结对,重新结伴同行、互相提醒和鼓励完成高血压自我管理行动计划。

4）组长记录组员调整或新结对名单。

5）再次提示活动结束后,将评比个人和结伴同行两类自我管理先进。

活动⑦:制订月行动计划(10分钟)

方法:讨论

1. 结合本节课的活动内容,以练习"运动操"为重点,制订并宣读下月行动计划。

2. 通过互助,每个人都能独立完成一份清楚的行动计划(具体的活动是什么？每天的次数、每周进行的天数)。

活动⑧:结束(5分钟)

1. 本月相约结伴练习运动操和自测血压。

2. 提醒组员学习《高血压患者自我管理》相关内容。熟悉高血压防治知识、膳食管理、减盐方法、运动管理等知识点。

3. 责任护士留一些时间回答组员的问题。

第五课　心理平衡与血压控制

目　标

通过学习组员能够:

● 了解心理问题是高血压的重要影响因素

● 了解导致心理问题的原因

● 了解心理问题的干预措施,掌握放松情绪的技巧

● 巩固自测血压、合理营养、运动操等自我管理技能

材　料

● 黑板架/白纸、水笔、粉笔

●《高血压患者自我管理》

● 血压计、弹力带等

课程安排

(学习前熟悉课程安排)

● 活动1:反馈/解决问题(20分钟)

● 活动2:心理平衡与高血压(10)

● 活动3:心理问题症状(10分钟)

● 活动4:影响心理健康的因素(10分钟)

● 课间休息(10分钟)

● 活动5:心理问题的干预措施(20分钟)

● 活动6:放松情绪的技巧(15分钟)

● 活动7:技能操作复习(15分钟)

● 活动8:结束(5分钟)

活动①:反馈/解决问题(20分钟)

1. 组长和组员依次叙述上月行动计划、行动计划完成的情况、遇到的问题、是否有解决的办法并尝试过某种办法、组内其余人是否有相似的问题。

2. 集体讨论:可行的解决办法。

活动②:心理平衡与高血压(10分钟)

方式:讲课、讨论

紧张、愤怒和敌意等不良情绪使人容易患高血压、动脉硬化、冠心病,影响人体的免疫功能,加速人的衰老过程,国际劳工组织发表的一份调查报告也认为,心理压抑是20世纪最严重的和影响健康的问题之一,现代生活中如何保持心理平衡,这是人们共同关心的问题。

1. 何为心理平衡/心理健康?

● 心理健康或心理平衡,是指一种持续的心理状态,当事者在这种情况下具有良好适应能力和有生命的活力,能充分发展其身心潜能。心理健康或心理平衡是一种积极的心理境况,不仅仅是没有心理疾病。

● 心理健康是生理健康的基础。乐观开朗、心胸开阔、性格随和、心地善良是所有健康长寿者的共同心理特征。

● 世界卫生组织提出这样一个口号:健康的一半是心理健康。良好的心理状态有利于保护和稳定中枢神经、内分泌和免疫系统的功能,从而有利于保持身体健康,促进疾病康复,减少疾病发生。

2. 心理问题与血压

● 高血压是一种血压持续升高的慢性疾病,其病因较为复杂。长期处于消极、不良的情绪会导致高血压的发生。压抑、心理矛盾等因素可以导致高血压病已被国内外学者所公认。根据国外学者研究发现,痛苦、愤怒通过增加外周血管阻力而升高舒张压,恐惧则通过增加心输出量而使收缩压升高。

● 人的个性也与高血压病的发生有密切关系,具有不稳定型个性的人长期紧张、压抑、忧虑,人际关系紧张,因此易患高血压病。

● 高血压病的发生与心理因素关系密切,精神创伤、大悲、大怒、心理失衡、过度紧张、均可使血压升高。

活动③:心理问题症状(10分钟)

方法:讲课、讨论

● 焦虑:导致植物神经功能失调,表现为胸痛、胸闷、气急、心动过速伴肢体发麻、出汗、全身发抖、头晕、恶心、失眠等。

● 抑郁:表现为疲劳、精力减退、失眠伴胸闷、气急,甚至有绝望感。

● 躯体化症状发作变化多端,可反复出现,也可持续发作,程度不一。

● 无器质性病变的客观依据,常会累及自主神经系统支配的器官和组织,如心率、呼吸、血压和体温等。

● 2005年北京二、三级医院2000例高血压病例中,焦虑发生率47.2%,抑郁发生率4.9%。

● 高血压患者合并心理障碍的特点:强烈的情绪反应、自卑、控制能力差、发作性抑郁、焦虑、疑病或死亡恐惧。

活动❹：影响心理健康的因素(10分钟)

方式：讲课、集体讨论

● 情绪因素：生活事件的情绪反应，如工作要求高，自身无法跟上要求的变化。工作中的自主权少，得到的社会支持少，付出回报失衡，收入相对较低，缺少个人发展空间。家庭：夫妻矛盾、子女教育、老人生病、经济上的困难等，出现如焦虑、抑郁、愤怒、敌意等自身健康状况不佳。

● 个体特征：易于激动，强迫性性格倾向，好胜心重或过分拘谨。过分追求完美型，具有压抑、敌意、攻击性或依赖性强的矛盾性格。

● 社会因素：社会转型、快速的工业化、信息化，影响其生活方式，对精神心理产生不良影响，导致心理失衡。

课间休息(10分钟)

活动❺：心理问题的干预措施(20分钟)

方法：讲课、讨论(20种措施和技巧、10条准则、10项要诀、快乐每一天)

1. 心理调节措施和技巧

● 开怀大笑是消除压力的最好办法。

● 高谈阔论会使血压升高，而沉默则有助于降压。

● 轻松的音乐有助于缓解压力。

● 阅读书报是最简单、消费最低的轻松消遣方式。

● 做错了事要想到谁都可能犯错误。

● 在僻静处大声喊叫或放声大哭。

● 与人为善，千万别怀恨在心。

● 世上没有完美，至少没有绝对的公正，只要自己努力了，能好则好，好不了也不是自己的错。

● 学会一定程度的放松，学会统筹安排工作，从而劳逸结合，自在生活。

● 学会躲避一些不必要、纷繁复杂的活动。

● 不要害怕承认自己的能力有限，学会在适当时候对某些人说"不"。

● 夜深人静时，让自己的心彻底静下来，悄悄地说一些只对自己说的话。

● 放慢生活节奏，将一些无所事事的时间也安排在日程中。

● 超然洒脱面对人生，淡泊为怀，知足常乐。

● 在非原则问题上不去计较，对不便回答的问题佯装不懂，对危害自身的问题假装不知，以聪明的糊涂舒缓压力。

● 沉着冷静地处置各种复杂问题，有助于舒缓紧张压力。

● 不妨给久未联系的亲友写一封信,吐露一下心中的压力。

● 当你无力改变现状时,学会换个角度看待问题。

● 一旦烦躁不安时,睁大眼睛眺望远方,看看天边有什么奇特的现象。

● 车到山前必有路,既然昨天和以前的日子都过得去,那么今天和往后的日子也一定过得下去。

2. 保持心理健康准则

● 苦恼时,找信任的、谈得来的、同时头脑也比较冷静的知心朋友倾心交谈,将心中的郁闷及时发泄出来,以免积压成疾。

● 遇到较大的刺激或遭到挫折、失败而陷入自我烦闷状态时,最好暂时离开所面临的情境,转移一下注意力,暂时回避以便恢复心理上的平静,将心灵上的创伤填平。

● 情感遭到激烈震荡时,宜将情感转移到其他活动上,忘我地去干一件喜欢的事,如写字、打球等,从而将心中的苦闷、烦恼、愤怒、忧郁、焦虑等情感转移或替换到其他事物。

● 对人谦让,自我表现要适度,有时要学会当配角和后台工作人员。

● 多替别人着想,多做好事,享受心安理得和心满意足。

● 做一件事要善始善终。面临很多难题时,宜从最容易解决的问题入手,逐个解决,以便信心十足地完成自己的任务。

● 性格急躁的人不要做力不从心的事,避免超乎常态的行为,以免紧张、焦躁,心理压力过大。

● 对别人要宽宏大量,不强求别人一定都按自己的想法去办事,原谅别人的过错,给别人以改过的机会。

● 保持人际关系的和谐。

● 自己多动手,破除依赖心理,不要老是停留在观望阶段。

3. 美国心理卫生学会提出心理平衡

● 对自己不苛求。每个人都有自己的抱负,有些人将自己的抱负目标定太高了,根本实现不了,终日抑郁不欢。这实际是自寻烦恼。有的人对自己所做的事要求十全十美,有时近于苛刻,往往因小小的瑕疵而自责,结果受害的还是自己,为了避免挫折,将目标和要求定在自己的能力范围之内,懂得欣赏自己取得的成绩,心情自然舒畅。

● 不要处处与人斗。有的人处处与人斗,使自己经常处于紧张状态,其实人与人之间应该和谐相处,只要不敌视别人,别人也不会敌视你。

● 对亲人的期望不要过高。妻子盼望丈夫飞黄腾达，父母期望儿女成龙成凤，不是健康的心态。

● 暂离困境。在现实中，受到挫折时，应该暂时将烦恼放下，做自己喜欢的事，如运动、打球等，等心境平衡后再面对自己的难题，思考解决的办法。

● 适当让步。处理生活和工作上的一些问题，只要大前提不受影响，非原则问题方面无须过分坚持，以减少自己的烦恼。

● 对人表示善意。生活中被人排斥常常是因为别人有戒心，如果在适当的时候表示自己的善意，诚挚地谈友情，伸出友谊之手，自然而然朋友多，隔阂少，心境就会变得平静。

● 找人倾诉烦恼。生活中的烦恼是常事，将所有的烦恼闷在心里，只会令人抑郁，有害身心健康。如果将内心的烦恼向好友倾诉，心情顿感舒畅。

● 帮助别人做事。助人为快乐之本，帮助别人不仅可以使自己忘却烦恼，而且可以彰显自己存在的价值，还可以获得珍贵的友谊和快乐。

● 积极娱乐。生活中适当娱乐，能调节情绪，舒缓压力，不断增长新的知识与乐趣。

● 知足常乐。不论是荣与辱、升与降、得与失，都不是

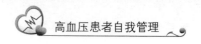
以个人意志为转移的,荣辱不惊,淡泊名利,做到心理平衡是极大的快乐。

4. 快乐每一天

快乐每一天是热爱生活、享受生活的表现,要使心理平衡,做到快乐每一天需要做到以下3点。

1) 明白一个道理。要明白在物质生活基本有保障后,精神生活变得格外重要。在评价生活质量的各项指标中,比富裕更重要的指标是心情愉快,富裕程度与开心程度并不一定成正比。

2) 记住两个重要。

● 一是"看法"最重要。对问题的看法远远比问题本身重要,一个人开不开心说到底就是怎么看或从哪个角度来看问题。对发生的任何事都要积极地去看,对遇到的一切问题都要乐观地去对待。"塞翁失马,焉知非福"说的就是这个道理。

● 二是"两看"很重要。那就是"工作上要向高处看,生活上要向低处看"。这不仅是一种正确的人生态度,也是重要的养生之道。

3) 会说三句话。

● "算了吧!"对一个无法改变的既成事实的最好办法,就是接受这个事实,勇敢地面对。

● "不要紧!"无论遇到什么苦难与挫折,都没有什么大不了的,生活就应该如此。

● "一切都会过去的!"要坚信天不会总是阴的,总有一天会艳阳高照。

活动 ⑥:放松情绪的技巧(15分)

方法:技能训练

1. 深呼吸训练

在安静、松弛的状态下,用鼻子深吸气,尽量屏气,然后从嘴里将气呼出,这样反复3~5分钟。

2. 自我交谈

自我交谈是反映我们如何看待自己的一种方式,自己所想的或对自己所说的就叫作自我交谈。学会将自我交谈内容从消极的变为积极的,是管理自己所患疾病的重要方法。积极自我交谈最著名的例子就是对自己说:"我认为自己能行,我认为自己一定能……"在脑子里默想或和别人一起朗读、重复这些积极的自我谈话。

日常生活中经常应用,反复练习,耐心坚持一段时间,会帮助自己形成新的思考模式。

积极的自我交谈一旦建立可成为自我管理的最有利的工具,能很好地帮助自己管理症状和掌握其他技能。但在

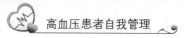

开始感受到其益处前,需要反复地实践一段时间,如果觉得什么效果也没有,请不要急于放弃,耐心坚持并继续尝试,更多地实践和练习才能达到明显的效果。

3. 分散注意力

● 每隔3个数字倒着往前数(100、97、94……)。

● 头上顶着一个球,想象每个季节分别有什么花和什么鸟。

● 心里为未来的某件事制订计划或努力回想一首老歌的所有歌词。

活动7:技能操作复习(15分钟)

方法:讨论、操作

1. 交流膳食管理经验。

2. 检查用盐记录,交流减盐经验。

3. 自测血压操作,检查评估记录的自测血压值。

4. 练习运动操:集体操、个人操。

活动8:结束(5分钟)

方法:讨论

1. 提醒组员阅读《高血压患者自我管理》,了解自我管理活动内容的更多知识。

2. 提醒组员按计划要求进行自测血压、运动操练习，做好血压测量记录。

3. 提醒组员进行情绪放松训练。

4. 提醒组员下次上课可以携带目前服用的药物（或药盒）。

5. 回答组员提问。

第六课　药物治疗

目　标

通过学习组员能够：

- 了解高血压药物治疗的重要性
- 掌握高血压药物治疗的基本原则
- 巩固自测血压、运动操等自我管理技能

材　料

- 黑板架/白纸、水笔、粉笔
- 《高血压患者自我管理》
- 血压计、弹力带等
- 电脑、投影仪

课程安排

（学习前熟悉课程安排）

- 活动1:反馈/解决问题（20分钟）

- 活动2：解答高血压药物治疗的常见问题（30分钟）
- 活动3：了解高血压导致心脑肾并发症的早期检查方法（10分钟）
- 课间休息（10分钟）
- 活动4：自测血压、运动操等自我管理基本技能练习（10分钟）
- 活动5：制订活动计划（10分钟）
- 活动6：结束（5分钟）

活动❶：反馈/解决问题（20分钟）

1. 组长和组员依次叙述上月行动计划、行动计划完成的情况、遇到的问题、是否有解决的办法并尝试过某种办法、组内其余人是否有相似的问题。

2. 集体讨论可行的解决办法。

3. 咨询医生或责任护士记录问题，下次学习时给予解答。

活动❷：解答高血压药物治疗的常见问题（30分钟）

方法：集体讨论、讲课、自学

1. 集体讨论

组员依次叙述目前高血压药物治疗的状况和对药物治疗存在的疑问和顾虑：目前服用的药物、合并其他疾病情况、目前血压控制情况、服药依从性情况、遇到的问题是否已解决、组内其余人是否有相似的问题、如何解决，等等。注意收集小组常见问题给予集中解答。例如，简述高血压药物的降压原理，列举常见中短效降压药物及建议的常见长效药物；适当讲解降压药物的服用时间，纠正高血压药物一定要早上服的观点；由药师和/或医师现场对患者所带药物进行服用指导，减少不必要的辅助性药物及纠正错误用药方法等。

2. 讲课

责任护士解答患者的困惑。常见困惑如下：

困惑 1：刚被诊断出高血压，都说高血压病要终生服药，那是否尽量晚点开始服的好？

高血压的降压治疗包括生活方式的改善和药物治疗两种方法。明确诊断高血压后，何时开始服用药物是根据患者的血压水平、心血管病风险和可改变危险因素变化可能性等综合因素来评估的。如果患者为低危心血管风险的可观察1~3个月，评估生活方式改变的降压效果；中危心血管风险的可观察1个月，评估生活方式改变的降压效果。

对于已经保持健康生活方式或者明确表示无法近期改变生活方式的患者,建议尽早开始药物治疗。

尽早开始服用药物的主要目的是尽早遏制高血压导致的心脑肾等脏器的并发症。高血压发病的病理变化早期通常是功能性的,如果有效控制能防止血管硬化,如长期未控制,血管硬化进一步加重则无法逆转,所以早期服药是抗动脉硬化、降低心脑肾血管并发症的最关键方法。

困惑2:长期用药是否会产生耐药性?

降压药与抗生素不同,不存在"耐药"。原发性高血压合理诊治后血压不易控制的常见原因:

1）随着年龄老化,全身血管硬化和各类脏器功能衰退导致血压升高更明显。

2）长期高血压导致压力感受器敏感性下降,减压反射的调定阈值升高。

3）长期血压未控制,血压波动性大,心、脑、肾血管损害导致血压持续升高。

困惑3:是药三分毒,是否该用小一点剂量药物?

医生在处方药物时首先会考虑患者的用药获益和风险。降压治疗带来的心脑血管疾病的获益是明确的。药物使用的原则是小剂量开始,提倡联合用药,有效达标,减少心脑肾血管病并发症。解除患者用药顾虑,提高患者依从性是患者自我管理的重要内容和目的。

所有上市药品在获得药物产品许可证之前均经过药物安全性临床研究。观察数千人可能出现的药物反应,同时常用降压药物已在临床广泛应用,不良反应发生情况较明确,发生概率很小,医生在药物的使用过程中均会事先提醒并给予密切观察,一旦出现会有相应的处理措施。

临床药物剂量的确定通常以有效达标的最小剂量为原则,药物的降压作用存在量效关系,如小剂量治疗血压不能达标时,医生会根据患者个体情况(如:药物治疗效果、耐受性和不良反应等)增加剂量以利于有效达标。

由于血压升高的机制复杂多样的,对于2级或中危以上的高血压患者降压药物的选择提倡早期联合降压,有利于血压控制,同时联合用药能相互抵消单药高剂量可能引起的药物不良反应。

问题4:年纪大了,血压高一点不要紧。

老年人高血压的患病率较成年人高,但是老年高血压仍然是心脑血管病高发的主要原因。相同年龄,血压越高死亡率越高,即使在正常血压水平,收缩压每降低2毫米汞柱,中风和冠心病死亡风险分别下降10%和7%。

老年人的降压目标为小于150/90毫米汞柱,如果可以耐受,小于140/90毫米汞柱更佳。所谓能够耐受是指老年患者在血压控制满意情况下没有头晕、乏力、嗜睡、胸闷、体力下降等各脏器血流灌注不足表现。

问题5：朋友吃这种药效果很好，我也要吃这种药。

降压治疗的一线药物共有5大类，药物的作用机制各不相同。选择合适的药物通常需综合考虑患者一般情况、血压水平、危险因素分布情况、并发症情况，分析可能的血压升高机制，进行个体化治疗，而不能根据其他人的用药经验盲目决定治疗方案。

课间休息（10分钟）

活动③：了解高血压导致心脑肾并发症的早期检查方法（10分钟）

方法：集体讨论、讲课

1. 集体讨论

组员依次叙述自己患高血压以后做过的相关检查和对疾病的关注情况和顾虑。如相关检查结果如何、医生是否对结果做过相应解释和治疗。

2. 讲课

高血压容易导致心脑肾血管等脏器并发症，如已出现并发症通常难以逆转，严重影响生活质量，导致患者预后差。但在出现临床并发症之前机体通常已经有一些早期器官损害的表现,早期靶器官的损害检出有利于更好的风险评估和开展针对脏器保护的对症治疗。通常基层采用的并发症早期检查方法包括血肌酐、尿微量白蛋白检测、心电图检查、颈动脉超声等简单易行的办法。对于高血压的患者每年开展一次靶器官的检查非常必要,尤其是10年心血管病风险为高危的患者。常用检查方法及意义如下:

● 心电图:明确有无左心室肥厚,诊断标准:Sokolow-Lyons＞38mm 或 Cornell＞2440mm·mms。

● 颈动脉超声:明确有无外周动脉粥样硬化,诊断标准:IMT＞0.9mm,或动脉粥样斑块。

● 微量白蛋白尿:明确有无早期肾小管功能的损害,诊断标准:微量白蛋白尿 30～300mg/24h 或白蛋白/肌酐比:≥30mg/g(3.5mg/mmol)

● 血肌酐检测估算肾小球滤过率:通过血肌酐检测,矫正年龄、性别估算肾小球滤过率(eGFR),诊断标准:eGFR＜60mL/min/1.73m^2;

● 血肌酐检测:血肌酐水平影响因素较多,相对敏感性较低,但由于简便易行临床仍广泛采用。诊断标准:男性肌酐≥115～133mol/L(1.3～1.5mg/dL),女性肌酐≥107～124mol/L(1.2～1.4mg/dL)

活动❹:自测血压、运动操等自我管理基本技能练习 （10分钟）

方法:操作

1. 自测血压操作,检查评估记录的自测血压值。

2. 练习运动操:集体操、个人操。

活动❺:制订活动计划(10分钟)

方法:讨论

每个组员制订活动计划,结合本节活动复习心脑血管早期识别和家庭自救知识、自测血压、膳食管理、运动操等高血压自我管理基本技能,计划操作时间安排。

帮助每个学员完成计划制订。

活动❻:结束(5分钟)

方法:讨论

1. 提醒组员阅读《高血压患者自我管理》,了解自我管理活动内容的更多知识。

2. 提醒组员按计划要求进行自测血压、膳食管理、运动操练习,做好血压测量记录。

3. 护士留几分钟回答组员提问。

第七课　心脑血管病家庭急救

目　标

通过学习组员能够：

- 了解高血压导致心脑肾并发症的早期检测指标及意义

- 掌握心脑血管病急性事件的早期症状

- 了解心脑血管病事件的家庭急救

- 巩固自测血压、营养管理、运动操等自我管理技能

材　料

- 挂图

- 黑板架/白纸、水笔、粉笔

- 《高血压患者自我管理》

- 血压计、弹力带等

- 电脑、投影仪

课程安排

(学习前熟悉课程安排)

● 活动1:反馈/解决问题(20分钟)

● 活动2:掌握心脑血管病急性事件的早期发作症状(20分钟)

● 课间休息(10分钟)

● 活动3:了解心脑血管病急性事件家庭急救(30分钟)

● 活动4:心跳呼吸骤停的院前急救(CPR)简易流程和培训(30分钟)

● 活动5:自测血压、运动操等自我管理基本技能练习(10分钟)

● 活动6:活动计划回顾(10分钟)

活动❶:反馈/解决问题(20分钟)

1. 组长和组员依次叙述上月行动计划、行动计划完成的情况、遇到的问题、是否有解决的办法并尝试过某种办法、组内其余人是否有相似的问题,等等。

2. 集体讨论可行的解决办法。

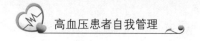

活动❷：掌握心脑血管病急性事件的早期发作症状（20分钟）

方法：集体讨论、讲课

1. 集体讨论

分组讨论大家知道的心脑血管急性事件和早期症状。然后将讨论结果汇总。

2. 讲课

高血压引起的常见心脑血管急性事件主要有如下几种：

● 脑血管病：急性脑出血、急性缺血性脑卒中、短暂性脑缺血发作。

● 心脏疾病：心肌梗死史、心绞痛、冠状动脉血运重建史、充血性心力衰竭。

非急性事件主要有如下几种：

● 肾脏疾病。

● 外周血管疾病。

● 视网膜病变：出血或渗出，视乳头水肿。

● 糖尿病。

急性心脑血管事件发作前通常有一段时间的先兆症状期，如果患者及家属能早期了解先兆症状，早期就诊，及早诊治，通常能避免严重心脑血管事件的发生。常见的先兆期和可能症状如下：

脑卒中可能症状（重点）：患者于安静或活动状态突然出现以下症状之一者：

● 突发一侧肢体无力或活动不灵。

● 突发一侧肢体、手、足或面、口、唇、舌麻木等感觉异常。

● 突发头晕，特别为伴有耳鸣、恶心呕吐的眩晕，常表现为一种不敢睁眼的视物旋转。

● 头痛，特别是与平时不同的剧烈或持续性头痛。

● 突发言语障碍如构音不清、理解语言困难等。

● 双眼向一侧凝视。

● 一侧或双眼视力丧失或模糊，或视野缺损。

● 行走不稳或不明原因的跌倒。

● 短暂的意识障碍甚至丧失、精神异常或性格改变等。

冠心病、急性心肌梗死主要警告信号：

● 胸闷：典型胸部不适表现为心前区、胸骨后不适，通常为压迫感、憋闷感、紧缩感，通常有劳累或情绪激动等诱因，持续数分钟至十余分钟休息或含服硝酸甘油能缓解，可向左侧上肢内侧、下颚放射。

● 胸痛：疼痛持续2～3分钟以上，经含服硝酸甘油片5分钟后症状不能缓解，重复给药一次症状仍不能缓解；或原有心绞痛患者,症状加重,发作较前频繁,持续时间较长,高度怀疑急性心肌梗死或其他严重胸痛事件。

● 原有高血压患者,近期无明显原因血压突然下降。

● 突然发生面色苍白、四肢湿冷、大汗淋漓、意识丧失。

● 明显的心悸,伴或不伴头晕。

● 乏力、气促、双下肢浮肿。

● 上腹部胀痛、呕吐。

课间休息(10分钟)

活动③:了解心脑血管急性事件家庭急救(30分钟)

方法:集体讨论、讲课

1. 集体讨论

分组讨论如果家庭成员出现紧急事件采取哪些急救措施。然后讨论结果汇总。

2. 讲课

家庭急救包括现场评估与现场救治两个方面。由通信、医疗、转送三大要素组成。强调家庭急救的重点环节:即识别、呼救准备和简单自救。

心血管急救的黄金时间如下。

心脏骤停:4分钟内是最佳抢救时间。在这个时间段内,进行心脏按压,保持呼吸道通畅,维持心脏和脑部供氧,同时呼叫120,是保证抢救成功的关键。

急性脑梗死:4.5小时内可静脉溶栓使血管再通。即使错过溶栓时间,早期进行抗栓治疗,仍有助于神经功能恢复。

急性心肌梗死:开通血管,越早越好。时间就是生命。及早开通堵塞的血管可以增加心肌存活,减少死亡和心力衰竭。12小时内(3小时内最佳)进行静脉溶栓,24小时内进行介入治疗,均能有效抢救心肌。

因此,发生上述心血管急性事件时,要尽早呼叫120,争分夺秒,送到有条件的医院,从而减少死亡和后遗症。

急性心脑血管事件急救流程:

(1) 现场评估:包括评估前准备和病情评估。

● 评估前准备:包括体位安置和镇静。体位通常采用平卧位,如意识不清或伴头痛、恶心呕吐,需要将头侧向左侧,避免误吸。缓慢躺下休息,勿慌乱搬动病人,尽量减少不必要的体位变动。要保持患者情绪稳定,家人更不要惊慌。

● 病情评估:发作前状态评估,包括发作前场景、诱因和症状;生命体征评估,包括意识、血压、脉率、呼吸,必要时给予快速血糖、心律监测;既往病史和治疗情况评估。

(2) 紧急求助:根据评估情况判断紧急求助。如病情严重需直接呼叫120,同时请求社区和/或家属援助。在拨打120时需冷静回答问题,交代家庭位置、有效联络电话、现场发生的详细情况、患者一般情况、给予患者何种急救措施等,确保120急救人员无任何疑问后再挂断电话。

（3）基础医疗处置:根据患者病史、目前症状和可能存在问题开展家庭基础医疗处置。

冠心病、急性心肌梗死:舌下含服硝酸甘油或速效救心丸,5分钟后症状不能缓解,重复给药一次,一般不超过3次。如排除出血可能,嚼服阿司匹林3片。在医疗救援到来之前,若意识清楚,可嘱患者深呼吸。如病人突然出现呼吸困难,咳粉红色泡沫样痰多提示急性左心衰竭,应让病人安静休息,端坐位,两足下垂。如病人出现面色苍白、手足湿冷、心跳加快等情况,表示可能发生休克,可让病人平卧,足部垫高,去掉枕头以改善大脑缺血状况。如病人已无心跳、呼吸,则立即进行心肺复苏,直至医生到来。

急性脑卒中:首先应该维持气道通畅,松开领扣,头和身体转向一侧,若有分泌物,应清理分泌物。如大动脉搏动未触及或呼吸停止,则立即进行心肺复苏,直至医生到来。如血压水平过高不要盲目降压,需谨慎处理。原则上急性脑卒中血压高于200/110毫米汞柱,考虑降压治疗;如怀疑急性脑梗死,降压水平宜放宽至高于≥220/120毫米汞柱。

采用舌下含服卡托普利或硝酸甘油降压。在未明确脑梗死或脑出血的情况下不建议用阿司匹林治疗。

(4)转运准备：在获得正规的医疗救助或转运之前，请准备好患者病历本、医保卡、既往就诊检查报告、出院报告和目前服药情况。

活动❹：心跳呼吸骤停的院前急救（CRP）简易流程和培训（30分钟）

近几年随着猝死事件频发，猝死年龄越来越小，如何在最短的时间内挽救生命，降低伤残率，提高院前院内抢救成功率，是我们每一个公民应关注的问题。大部分猝死事件发生在没有医护人员在场的院外，目击者往往是路人、朋友或家人。而发生心跳呼吸骤停后，脑细胞在常温下对缺氧的耐受极限通常只有4分钟，等待120工作人员到场往往已经失去了抢救的黄金时间。所以公众的心肺复苏（CPR）技能普及率直接影响猝死病人的抢救成功率。第147页插图是公众版心肺复苏的简易流程图，通俗易懂，希望大家都能掌握救命技术：叫！叫！C—A—B。

发现有人倒地，立即以双手拍患者肩膀，大声呼叫："喂！你好吗？喂！你好吗？"

如果患者没反应，立即叫旁人或用手机向120求救。

同时侧脸看患者胸廓起伏5～10秒钟,如果没有胸廓起伏,立即从胸外心脏按压(C),开始院前急救。

胸外心脏按压频率100～120次/分钟,双手掌跟重叠,手指交叉翘起,肩肘腕保持一直线,垂直于患者胸骨下半段,以整个上半身的力量按压30次后,以仰头抬颏法开放气道(A),并以仰头的手捏患者鼻子,平静吸气后用嘴巴包牢患者嘴巴连续人工呼吸(B)2次,如此周而复始直到120工作人员到场。

使用挂图(叫!叫!C—A—B)讲解心跳呼吸骤停的院前急救流程,同时采用现场模拟急救过程,分组实践。(参考资料:美国心脏协会(AHA)2015心肺复苏指南公众版)

活动❺:自测血压、运动操等自我管理基本技能练习(10分钟)

方法:操作

1. 自测血压操作,检查评估记录的自测血压值。

2. 练习运动操:集体操、个人操。

活动❻:活动计划回顾(10分钟)

方法:讨论

回顾每个组员制订活动计划实施的情况,结合本节活动复习心脑血管早期识别和家庭自救知识、自测血压、膳食管理、运动操等高血压自我管理基本技能,计划操作时间安排。

帮助每个学员完成计划的制订。

第八课　考核、总结评估

目　标

通过学习,组员能够:

● 回顾《高血压自我管理》基本知识

● 复习自测血压、运动操、放松情绪训练等操作技能

● 评估运动管理、膳食管理、高血压防治、心血管急性事件家庭急救知识要点掌握情况

● 树立信心并维持运用技能进行高血压自我管理。

材　料

● 《高血压患者自我管理》

● 血压计、弹力带

● 知识考核问卷/表

● 先进表彰奖励办法

课程安排

（学习前熟悉课程安排）

● 活动1:高血压自我管理技能评估（30分钟）

● 活动2:高血压自我管理知识评估（30分钟）

● 课间休息（10分钟）

● 活动3:我的健康我管理（20分钟）

● 活动4:自我管理体会交流（20分钟）

● 活动5:活动总结与先进表彰（20分钟）

● 活动6:结束（5分钟）

活动❶:高血压自我管理技能评估（30分钟）

方法:技能操作、评估

自我管理技能评估

● 自测血压

● 运动操

● 制订膳食处方

活动❷:高血压自我管理知识评估（30分钟）

高血压自我管理知识评估

● 高血压防治知识

● 心血管病急性事件家庭急救

● 减盐方法

● 自我管理行动计划主要内容

课间休息(10分钟)

活动③:我的健康我管理(20分钟)

方法:讲课、讨论

1. 自我管理,维护健康,树立坚强信心,做一名积极的自我管理者:

● 勇于实践,成功地完成某一行为或活动。

● 向周围有经验的人学习。

● 听从别人的劝说、鼓励,努力寻求别人的支持。

● 消除不良情绪,保持快乐的心情。

2. 明确目标,计划行动,实施科学管理,做一名成功的自我管理者。

● 决定想做的事及拟达到的目标。

● 分解目标,寻找可行的方法和途径。

● 着手制订一些短期行动计划:并与自己签订合约或协议。

● 执行行动计划。

● 检验执行结果。

● 在必要时做适当的调整。

● 有了进步要及时给自己一些奖励。

活动❹:自我管理体会交流(20分钟)

方法:个人交流、集体讨论

● 集体讨论:

内容:自我管理小组活动开展以来的经验和体会等。

● 个人交流:

内容:高血压自我管理重要性、自测血压的益处、减盐的体会等。

活动❺:活动总结与先进表彰(20分钟)

● 自我管理技能培训活动总结。

● 先进表彰:健康结伴同行先进小组、先进个人。

活动❻:结束(5分钟)

希望:

● 继续开展高血压自我管理小组活动。

● 巩固自测血压、合理运动、健康膳食等自我管理技能。

● 推广小组自我管理的经验。

附录一　成人学习教学方法

背景

– 成功教学和学习的因素

让学习充满乐趣,减少焦虑	与其他人一起学习——学习的社会因素	注意信息传递的速度
将教学与学生的兴趣相结合	所学知识能够马上运用	确保参与者了解所讲的内容
聆听、视觉教学、鼓励学生参与角色扮演	从参与者已了解的知识入手	加大学习内容或者课堂作业的难度(有一定的挑战性)
勇于尝试;不怕犯错	大家参与课堂教学	实际操作,获取反馈

– 通过不同的教学方式参与者能够记住哪些内容

教学活动类型	知识记忆百分比	
	3小时后	3天后
口头(单向式)讲座	25%	10%～20%
书面材料	72%	10%
口头及视听	80%	65%
成人教学方法:角色扮演,案例分析等	90%	70%

– 体验式学习过程

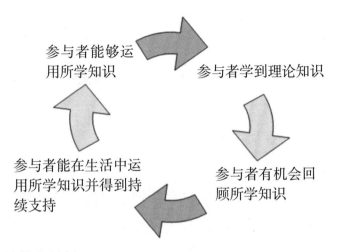

参与者能够运用所学知识

参与者学到理论知识

参与者能在生活中运用所学知识并得到持续支持

参与者有机会回顾所学知识

目的和目标

自我管理小组实施计划研讨会后,参与者可以:

– 列出成人学习理论原则和教学方法;

– 掌握自我管理小组活动目标的设定和活动计划的制订方法;

– 完成一项自我管理小组活动开展计划的制订。

实施原则

高血压自我管理小组活动实施者,在项目支持下开展工作,通过彼此学习和互相支持,开发活动计划并加以实施,从而在各自岗位上能持续自理、有效地开展工作。实施中贯彻以下原则:

– 结合项目实施和日常工作

– 持续支持与管理

– 做中学与动态式管理与反馈

– 简化与结合日常工作

– 自我管理小组活动流程化与标准化

– 小组学习、分享与互相支持

工作内容及各方职责

1. 工作小组组建

1）人员：组织实施自我管理小组活动的社区医护人员；社区卫生服务中心管理者；省、市（地区）卫生行政部门、业务技术指导部门人员等。

2）职责

– 高血压患者或易患人群

– 自我管理小组活动计划与实施者

– 社区卫生服务中心（医院）管理人员

– 省、市（区）卫生行政部门、业务技术指导部门

2. 自我管理小组的组建

– 自我管理小组的合作伙伴（带领者）：社区管理者（退休教师、妇女干部、社区或企业管理者）、意见领袖；已有组织（老年大学、夜校等）成员中的积极分子。

– 自我管理小组成员选择和来源：成员可选择依从性较高的人员，包括有意愿管理自己的疾病，能够投入时间

者,文化程度较高、接受能力强的人群,住址相近、有利于就近参加活动的团体。自我管理小组成员可以利用现有的社会和人际关系网络,如亲戚、同乡、朋友、同事、同学等;也可以从门诊或住院病人中选择滚动纳入,还可以采用滚雪球的方法确定,如由社区工作人员或自我管理小组的成员推荐或介绍。

3. 自我管理小组的运转

涉及合作关系建立、日常运行,包括人员、活动物资、场地和经费的管理等。

成人教学的方法

1. 讲课:简单介绍实际情况、基本要求和问题,提供该课程的一些情况并解释一些基本概念。

1)讲课的基本要求:

– 解释讲课目的。

– 激励组员把其所遇到的问题和课堂内容相结合。

– 把课程中的图表及附录加以概括,在提出论题时点明,使小组长有效地开展工作并引起成员兴趣。

– 不必把课程中内容逐字逐句地告诉组员。

– 把精力集中在个人的优点上。

– 让小组长在短时间内讲述大量内容,可事先做好准备。

— 提供组员难以很快得到的信息,但要简明并按一定的顺序叙述,使组员易于接受。

2)讲课的注意点:

— 如果讲课准备得不充分或是进展不顺利会打消组员的兴趣。

— 被动地听课,不参加团体活动对组员不利。

— 组员可能会无法记住和理解讲课内容。

2. 讨论:对于课题和课程中产生的问题可进行语言上的交流。讨论可在小组长的启发和帮助下进行。小组长要为组员交换意见和有关体会创造机会,可组织进行全体讨论或2~3人的小组讨论。

1)讨论的好处:

— 每个成员都可参与。

— 个人实际经验和切身体会的交流可以丰富书本和课堂的教学内容。

— 小组长和组员共同参与,可重复症状或信念。

— 激发组员主动学习的潜能,促进问题的解决。

— 增进组员彼此尊重,包括持异议者。

2)注意点:

— 有人会滔滔不绝影响他人陈词,小组长要细心帮助并鼓励每个人参与。

– 浪费时间,容易扯开话题。

– 小组长会较难发觉组员学了什么和学了多少。

3）小组长应该做的工作:

– 创造热情的、轻松的、利于讨论的氛围。

– 尊重每个讨论者及其言论,并鼓励讨论者像他所说的那样做。

– 接受他人的正确观点。

– 召集成员并分派任务。

– 倾听。

– 强调并澄清成员发言内容。

– 整理概括成员陈述,反馈并建议提出合理观点。

– 保持讨论的继续进行,回顾、总结,强调重点。

4）小组长应避免的问题:

– 忽视讨论者的反应,漠不关心。

– 公开或私自操作,包括和别的讨论者一同进行该行为。

– 提供内容太多或太少的提纲。

– 对讨论者及其反应做出评价或挑衅。

– 传教、说教、高谈阔论、痛斥某一观点或不必要的重复观点。

– 扯开话题或离题讨论。

5）可能产生的问题：

– 小组长陈述过多

– 非全体参与讨论，有的成员因害怕而不愿参加讨论

– 有人独占话题阻止别人发言或与他人争论

– 偏题

– 有人采取敌视态度

– 小组长起了消极作用

3. 集体讨论（头脑风暴法）：一种自由发表意见的形式。给全体成员提供一个相同的问题或题目，要求创造性、自发地尽可能提出建议，不是讨论、判断、评估后提出建议。自由的气氛是必需的，应立即写下提出的意见及建议。想法越多越好，并不是只要好主意。在所有意见及建议提出后，仔细地分析这些，分清并（或）解释哪些可以做到。集体讨论的过程如下：

– 小组长让组员在读了课程内容后就所产生的问题进行讨论，或者要求组员就课上提出的问题讨论解决的方法。

– 另一小组长把提出的主意写在图表上或黑板上。

– 引导讨论的小组长要具有鼓动性且要把握好方向；这样可使另一小组长及时做好记录。可用肢体语言辅助进

行,如看着组员、点头等。

－ 如果提出的建议冗长且不明确,应让提出者解释,如果提出者不能给予满意的答复,小组长应对其进行解释并要求提出者确认解释是否正确。在同意的情况下,方能记录下来。

－ 小组长在提出建议的过程中不应加以评论。如果成员无法给出建议,试着重新提出问题并做出简要的解释以使成员明确讨论的内容。要给大家一点时间思考及做出反应,通常会有人打破沉默发表些意见。如果还是不起作用,小组长可以先提出些意见。

－ 如果出现奇怪的意见,也应该记录下来而不是先去评论。如果小组中有人开始讨论或提出异议,让其他成员先提出建议再对内容展开讨论。

－ 在所有建议都记录下来后,让全体成员看看是否有不清楚的地方。如果有,让刚才提出该建议的成员解释清楚。同样,小组长应分清那些不确切的和错误的意见,但不要指明其提出者。

4. 示范和练习(包括视频的运用):参加者通过观看视频或小组长的示范了解该做什么和怎么做。视频或小组长示范后,小组长应观察参加者是否做得正确。示范和练习是为了让参加者对该技能有更详细的了解。示范和练习的基本要求如下：

– 解释该技能的目的及参加者应注意的细节。

– 用参加者能理解的语句作简明扼要地指导。

– 简单示范,在示范时让成员操作该技能。

– 检查是否每个人都能正确操作,如果示范效果好,参加者应不看指导而独立操作。

– 概括、复习示范/练习的关键点,可在归纳小结后进行。

– 如果有人在练习中遇到困难,可在休息时或课后帮助他,避免影响原定课程的安排。

5. 角色扮演:小组长和参与者各自扮演一个角色。这种安排是为了给课堂讨论提供方便,以便于更好地洞察主题。小组长可以举例说明或让参加者各自演习。

1）角色扮演的基本要求:

– 小组长要分清角色(按故事中编排)。举例来说,一个成员可以扮演就医的患者,由小组长或另一成员扮演医生。

– 如果有人觉得扮演其角色困难,让其他人帮助他。

– 避免让参与者扮演不愿演的角色。

2）角色扮演的好处:

– 给成员练习一项技能提供机会,并使其明白在实际生活中的情况。

— 有助于建立自尊和(或)自信。

— 鼓舞作用。

3) 注意点：

— 参与者会紧张不安。

— 如果组员真的不想参加演出,强迫参与会使他们感到不自在或有被迫感。

— 为使活动行之有效,应提前做好准备,小组长应组织并指导好每个角色。

附录二 活动设计及目标设定

由于社会经济发展、疾病谱转变及医疗卫生体系演变等原因,目前我国基层包括高血压在内的慢性疾病防控面临巨大挑战。一方面包括高血压在内的慢性病发病率高、发病影响因素复杂、管理周期长、疾病负担巨大,而病人的生活方式和医疗行为在其发生、发展、治疗和转归方面均起重要作用,另一方面,我国三级诊疗体系还不健全,医疗卫生资源投入有限、基层医疗保健服务能力有待提高且疾病防治任务繁重。

慢性病的自身特点、防控形势及现阶段工作要求,决定了社区医务人员需要通过有组织有计划的活动,来协助病人对自身健康承担更多的责任、实现对自身健康的管理。慢性病的自我管理涵盖三级预防的各个环节,主要措施包括积极监测、建立更积极的生活方式和提高治疗依从性等。

社区医务工作者需积极转变角色,除承担基本医疗保健服务外,还需成为健康倡导者、决策者、沟通者、社区带头人和管理人员,才能更好地协助病人管理好已有疾病。要很好地履行上述角色,仅仅具备高血压防治在内的医疗保健知识还不够,结合成人学习的特点,如何设计和组织有效的活动就显得尤为重要。

通过学习后,参与者将能:

– 描述怎样依据不同环境要求制订活动内容和安排。

– 描述目标的两个主要组成部分及制订目标时最常使用的动词。

– 撰写自己所选择的活动内容计划中明确、可测量的目标。

重点:活动计划前设定好目标,可用于指导活动安排和设定评估的内容和方式。

设定课程长度:50分钟。

教学形式:讲解、练习或自学。

– 目标设定及活动设计(10分钟讲座)

– 每个小组选择活动主题(以高血压与营养为例)(5分钟)

– 根据主题设计的活动目标(5分钟)

– 根据目标练习制订活动计划(30分钟)

要求的材料:

–《高血压患者自我管理》

过程：

– 介绍活动计划的格式

– 分发活页

– 留出时间让学员撰写自己选定活动的目标

– 小组讨论提出的目标,结束课程

设置目标和制订活动计划

制定活动计划时,设置目标是比较困难的一步。目标可所有活动一起设置,也可以按每次活动分别设置。

活动目标

活动目标是为参与者在活动结束后所应达到的水平进行设定。

活动目标需要有三方面的内容：

1. 什么时候展示所获得的知识或技能；

2. 谁来展示技能；

3. 展示什么。

举例：

活动结束时(时间),社区医院的医生(谁)将能够组织自我管理课程(什么)。

活动结束时(时间),参与者(谁)能够学会阅读食物标签并计算其中所含盐分(什么)。

除上述三点外,还需要说明怎样展示或测量学员所取得的进步。这就意味着目标中加入了评估的标准。通过将评估标准加入目标中,活动组织者可清晰描述活动预期达到的目标。

例如:高血压患者自我管理。针对以上例子,可以是:

培训结束时(什么时候),社区医院的医生(谁)将能够按照高血压自我管理技能培训手册(评估标准)提供自我管理课程(什么)。

活动结束时(什么时候),参与者(谁)将能够在高血压自我管理技能培训学员手册(评估标准)上填写血压监测需要记录的内容(什么)。

下面列出参与者要达到课程目标所必须掌握的知识、技能,以及需要的态度,分项目标合在一起就是课程的总目标。

活动目标分为两部分

1. 活动参与者需要采取的行动——必须怎样做才能展示或被考核其所取得的进步、获得的能力? 制订目标时考虑使用下列动词,见下表。

制订计划时使用的动词举例

知　识	技　能	态　度	避免使用的词汇
分析	安排	接受	领会
澄清	演示	协助	相信
比较	跟随	注意	知道
描述	识别	贡献于	理解
评估	模仿	显示	
解释	组织	帮助	需要避免使用这些
列出	完成	展示	词汇的主要原因是
估计到	操作	倾听	因为这些词汇是开
识别	准备	观察	放式的，可以有不
显示		参与	同的诠释，难以进
总结		分享	行测量

2. 行动目标

－ 要达到活动目标，期望参与者能描述或展示哪些特定信息、技能或态度，例子包括：

－ 正确列出计算标准摄入能量的步骤

－ 正确计算出食品标签上的含盐量

－ 描述合理营养的拳头法则

与评估的相关性：

目标所选择的动词与将要使用的评估方法直接相关。如果提到"展示……"或"模仿……"，进行评估时应该是在模型或者模拟机上操作，这样才能评价特定目标是否实现。

如果提到"识别"或"列出"，那么评估可以使用一些口头或书面的问题来进行。

计划活动时应保证可以有时间和资源(相应器具)按目标中的动词(行动计划)开展评估。活动现场上如果有20个学生,那需要很多时间来评估技能方面的能力。例如,以课堂教学为主的培训时参与者数量会比较多,以简单问卷形式开展评估比较适合;当参与人数较多时,可以考虑组织参与者之间互相评价;实践培训时人数会比较少,只有1~2名学生比较适合操作的评估。

活动计划时还应考虑下列问题

- 参与者数量?

- 评估可以安排多少时间?

- 有哪些人可以参与、协助安排活动?

- 这些技能应使用讲授式的课堂教学还是实践培训?

活动应设定多少目标?

通常一项活动计划会设定1~4个目标。设定目标的顺序决定了活动的顺序。目标顺序设置可从易到难,也可以从难到易进行。

总结

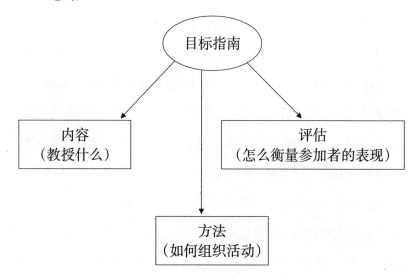

练习

活动题目(内容)

活动目标

检查过程

— 浏览自己的目标和下面的问题

— 将教授什么？

— 如何进行教授？

— 如何进行评估？

(利用自我管理小组活动安排表练习制订自我管理活动计划)

自我管理小组活动安排表

工作内容	具体活动	目标及评估方法	时间	人员	所需资源
课程开发（活动再设计）					
准备					
课程实施					

附录三　PAR-Q＋体力活动准备问卷

　　有规律的体力活动可以促进健康和使人愉悦,对大多数人来说每天参与一定量的体力活动是安全的,此问卷将告诉你是否有必要在开始体力活动或增加活动量前进一步咨询你的医生或运动专业人员。

第一部分　一般健康状况

请仔细阅读下面的7个问题,如实回答:是或否。	是	否
1　医生说过你有心脏病或高血压吗?		
2　当你休息、日常活动或体力活动时有过胸部疼痛吗?		
3　在过去12个月内,你有过因头晕或者失去知觉而失去平衡吗? 如果头晕是发生在气急的情况下(包括剧烈运动时)请选否。		
4　你曾经被诊断为慢性疾病吗?(除了心脏病或高血压)		
5　你正在服用慢性疾病的处方药物吗?		
6　你有活动后骨关节疼痛和不适吗? 如果过去你有膝、踝、肩或其他骨关节的问题但并不限制你目前活动的能力,请选否		
7　医生曾说过你必须在医疗监督下进行体力活动吗?		

如果你对以上问题均回答否,你适合参加体力活动。

✅ 去第三部分填表,不需要完成第二部分

> 开始参加更多体力活动,但需缓慢开始并循序渐进。

> 遵循适合你年龄的体力活动专业指导。

> 尽可能参加健康评估和体适能测试。

> 如果你有任何进一步的问题,请咨询有相关资质的医生和健身教练。

> 如果你大于45岁,很少参加规律的体力活动,请在开始大强度运动前咨询有资质的专业人员。

❌ 如果你对以上问题回答有一项是或多项是,请完成第二部分

❗ 如果有以下情况,请延迟开始运动量更大的体力活动

> 如果由于暂时的疾病,如感冒、发烧而身体不适,请等到康复后再锻炼。

> 如果怀孕或可能怀孕了,进行更多锻炼前需要更多地咨询医生。

> 如果健康状况有变化,请回答本文第二部分问题和/或与你的医生和运动专业人员交流,然后继续进行运动计划。

第二部分　慢性疾病

请仔细阅读下面问题,如实回答:是或否。			是	否
1		你有骨关节炎、骨质疏松症或背部问题吗?	如果是,回答问题1a—c	如果否,进入问题2
	a	你有在使用药物和其他医疗治疗仍然难以控制病情吗?(如果你目前未接受药物或其他治疗方法请选否)		
	b	你有关节问题导致的疼痛吗?最近有骨质疏松症或癌症引起的骨折吗?有脊椎椎体移位(如椎体滑脱)和/或峡部裂/峡部缺损(椎体骨环裂纹)吗?		
	c	你有类固醇注射或服用类固醇药物超过3个月吗?		
2		你有任何类型的肿瘤吗?	如果是,回答问题2a—b	如果否,进入问题3
	a	你的肿瘤类型包括以下任何一种吗?肺、支气管、多发性骨髓瘤(浆细胞肿瘤)、头部或颈部。		
	b	你正在接受肿瘤的治疗吗(放疗或化疗等)?		

请仔细阅读下面问题,如实回答:是或否。		是	否
3	你有心脏病和心血管疾病吗? 包括冠心病、高血压、心力衰竭、确诊的心律失常。	如果是,回答问题3a—e	如果否,进入问题4
	a　你有在使用药物和其他医学治疗仍然难以控制病情吗?(如果你目前未接受药物或其他治疗方法请选否)		
	b　你有心律失常需要医疗干预吗?(房颤、室性早搏等)		
	c　你有慢性心率衰竭吗?		
	d　你有在治疗或没有治疗的情况下,安静时血压大于或等于 160/90 毫米汞柱吗?(如果你不知道你的安静时血压回答是)		
	e　你有被诊断为冠心病,同时在过去的2个月没有参加规律的体力活动吗?		
4	你有任何的代谢性疾病吗? 包括1型糖尿病、2型糖尿病、糖尿病前期?	如果是,回答问题4a—c	如果否,进入问题5
	a　你的血糖经常高于13.0毫摩尔/升吗?(如果不确定或不知道回答是)		
	b　你有任何糖尿病并发症的症状和体征吗? 包括心血管疾病和/或因糖尿病导致的眼、肾脏和四肢感觉障碍。		
	c　你有其他代谢性疾病(如甲状腺疾病、妊娠相关糖尿病、慢性肾脏疾病和肝脏问题)?		

续表

请仔细阅读下面问题,如实回答:是或否。		是	否
5	你有心理健康问题或学习困难吗? 包括阿尔茨海默病、痴呆、抑郁症、焦虑状态、厌食症、精神障碍、智力障碍、唐氏综合征。	如果是,回答问题5a—b	如果否,进入问题6
	a 你有在使用药物和其他医学治疗仍然难以控制病情吗?(如果你目前未接受药物或其他治疗方法请选否)		
	b 你有影响神经和肌肉的背部问题吗?		
6	你有呼吸道疾病吗? 包括慢性阻塞性肺气肿、哮喘、肺动脉高压等	如果是,回答问题6a—d	如果否,进入问题7
	a 你有在使用药物和其他医学治疗仍然难以控制病情吗?(如果你目前未接受药物或其他治疗方法请选否)		
	b 医生说过你在休息或运动时血氧水平过低,需要吸氧和/或治疗吗?		
	c 如果你有哮喘,目前主要症状有胸闷、气促、呼吸困难、持续的咳嗽(超过2天/周),或在最近一周使用急救药物超过2次		
	d 医生说过你有肺动脉高压吗?		

请仔细阅读下面问题,如实回答:是或否。			是	否
7		你有过脊髓损伤病史吗? 包括四肢瘫、截瘫	如果是,回答问题7a—c	如果否,进入问题8
	a	你有在使用药物和其他医学治疗仍然难以控制病情吗?(如果你目前未接受药物或其他治疗方法请选否)		
	b	你有经常出现体位性低血压造成的头晕、眩晕和/或摔倒吗?		
	c	有医生向你说明你有过突然发作血压急剧升高的病史吗?(即自主神经过反射)		
8		你有过中风吗? 包括短暂性脑缺血发作(TIA)或其他脑血管事件	如果是,回答问题8a—c	如果否,进入问题9
	a	你有在使用药物和其他医学治疗仍然难以控制病情吗?(如果你目前未接受药物或其他治疗方法请选否)		
	b	你有任何行走或移动的障碍吗?		
	c	你在过去六个月有中风或神经肌肉损伤的情况吗?		

续表

请仔细阅读下面问题,如实回答:是或否。			是	否
9		你有上面表格未列出的其他疾病或你有两项慢性疾病吗?	如果是,回答问题9a—c	如果否,请阅读紧跟在本表后面的建议
	a	在过去的12个月,你经历过暂时失去知觉、晕倒、因头部外伤导致意识丧失或被诊断为脑震荡的情况吗?		
	b	你有上面列表没有列出的疾病吗?(如癫痫、神经疾病、肾脏问题)		
	c	你目前有两项慢性疾病吗?		

请继续进入下面的内容,阅读根据你的身体状况给予的建议并签署文件。

 如果对所有关于你疾病问题的回答都是否,那么你可以进行更多的体力活动,

> 建议你咨询有资质的医生或运动专业人员帮助你制订一个安全有效的运动计划满足你的健康需求。

> 鼓励你逐渐开始20～60分钟的中低强度的运动,包括每周3～5天的有氧运动和肌力训练。

> 为了你的持续进步,你应该每周积累150分钟中等强度以上的体力活动。

> 如果你大于45岁,很少参加规律的体力活动,请在

开始大强度运动前咨询有资质的专业人员。

❌ 如果你对一项或几项关于你疾病问题的回答为是

> 你在开始投入体力活动或增加运动量之前,咨询医
务人员和运动指导专业人员,进一步进行健康评估
和运动测试,以得到更多的信息。

❗ 如果有以下情况,请延迟开始运动量更大的体力活动

> 如果由于暂时的疾病,如感冒、发烧而身体不适,请
等到康复后再锻炼。

> 如果怀孕或可能怀孕了,进行更多锻炼前需要更多
的咨询医生。

> 如果健康状况有变化,在继续进行运动计划之前,请
你的医生和运动专业人员交流。

第三部分 声 明

你可以复印本问卷,但必须完整填写问卷并不允许
更改。

本协会、PAR-Q＋协作组及其代理人不承担运动可能
带来问题的责任。完成问卷后如果有疑问,请在运动前咨
询你的医生。

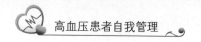

如果你还未达到法定年龄或需要获得看护者的同意，看护人、父母或监护人必须签署此表格。

请阅读并签署以下声明：

我，署名人，已阅读和完全理解并完成此问卷。我知晓此运动申明在签署后最大效期为12个月，如果我的情况发生改变此申明也同时失效。我同时知晓受托管理人（例如我的雇主、社区/健康中心、卫生保健服务提供者，或其他指定人员）可能会保留一份这一表格。这种情况下会要求受托人遵守本地、国家、国际准则妥善保存个人信息以确保信息的私密性，不能被滥用或不当泄露。

姓名　　　　　　　　日期

签名　　　　　　　　执行人

签名的家长/监护人/照护机构

Reprinted with the permission from Canadian Society for Exercise Physiology@2011

附录四　体适能测试方法和判定标准

一、60岁及以上人群体适能测定

（一）30秒坐站测试

1. 目的：评估下肢肌力。

2. 评估用具：直背椅，高度45厘米左右，计时秒表，计数器。

3. 测试方法：

①请受试者坐在椅子中间，双脚平放地面，手臂交叉于胸前成预备动作；

②听到"开始"指令，请受试者起身至完全站立，再恢复到完全端坐位置；

③测试前可以示范动作，让受试者做一到两次练习，确认动作正确，再开始测验；

④记录30秒内，受试者以最快速度完成动作的次数，时间结束时完成站立动作可记为一次。

4. 判定标准如下表。如为D等级，在弹力带操基础上加做下肢抗阻训练。

运动耐量等级	年 龄(岁)												
	60—64		65—69		70—74		75—79		80—84		85—89		90—94	
	男	女	男	女	男	女	男	女	男	女	男	女	男	女
A	23	21	23	19	21	19	21	19	19	18	19	17	16	16
	22	20	21	18	20	18	20	17	17	17	17	15	15	15
	21	19	20	17	19	17	18	16	16	16	16	14	14	13
	20	18	19	16	18	16	18	16	15	15	14	13	13	12
	19	17	18	16	17	15	17	15	15	14	14	13	12	11
B	19	17	18	15	17	15	16	14	14	14	13	13	12	11
	18	16	17	15	16	14	16	14	14	13	13	12	11	10
	17	16	16	14	16	14	15	13	13	12	12	11	11	9
	17	15	16	14	15	13	15	13	13	12	12	11	10	9
	16	15	15	14	14	13	14	12	12	11	11	10	10	8
C	16	14	15	13	14	12	13	12	12	11	11	10	9	7
	15	14	14	13	13	12	13	12	11	10	10	9	9	7
	15	13	13	12	13	11	12	11	11	10	9	9	8	6
	14	12	13	12	12	11	12	11	10	9	9	8	8	5
	14	12	12	11	12	10	11	10	10	9	8	8	7	4
D	13	11	11	11	11	10	10	9	9	8	7	7	7	4
	12	10	11	10	10	9	10	9	8	7	6	6	6	3
	11	9	9	9	9	8	8	8	7	6	5	5	5	1
	9	8	8	8	8	7	7	6	6	4	4	4	3	0

（二）30秒上肢负重屈肘测试

1. 目的:评估上肢肌力。

2. 评估用具:直背椅或有把手的折叠椅,秒表,计数器,5磅哑铃(女性)、8磅哑铃(男性)各一只。

3. 测试方法:

①请受试者坐在椅子上,微微靠测试的手臂一侧,手握哑铃自然下垂,手心朝向内侧成预备动作;

②听到"开始"指令,请受试者屈肘将哑铃举到最高点,手掌在举起哑铃的过程中应翻转朝上,伸展时恢复掌心朝内的初始位置;

③上臂在测试过程中应保持不动。测试前可以示范动作,让受试者做一到两次练习,确认动作正确,再开始测验;

④记录30秒内,受试者以最快速度完成完整动作的次数。

4. 判定标准如下表。如为D等级,在弹力带操基础上加做上肢抗阻训练。

运动耐量等级	年 龄(岁)												
	60—64		65—69		70—74		75—79		80—84		85—89		90—94	
	男	女	男	女	男	女	男	女	男	女	男	女	男	女
A	27	24	27	22	26	22	24	21	23	20	21	18	18	17
	25	22	25	21	24	20	22	20	22	18	19	17	16	16
	24	21	24	20	23	19	21	19	20	17	18	16	16	15
	23	20	23	19	22	18	20	18	20	16	17	15	15	14
	22	19	21	18	21	17	19	17	19	16	17	15	14	13
B	21	18	21	17	20	17	19	16	18	15	16	14	14	13
	21	18	20	17	19	16	18	16	18	15	15	14	13	12
	20	17	20	16	19	16	17	15	17	14	15	13	13	12
	20	17	19	16	18	15	17	15	17	14	14	13	12	11
	19	16	18	15	17	14	16	14	16	13	14	12	12	11
C	18	16	18	15	17	14	16	13	15	12	13	12	12	10
	18	15	17	14	16	13	15	13	15	12	13	11	11	10
	17	14	16	14	15	13	14	12	14	11	12	11	11	9
	17	14	16	13	15	12	14	12	14	11	11	10	10	9
	16	13	15	12	14	12	13	11	13	10	11	10	10	8
D	15	12	14	12	13	11	12	10	12	10	10	9	9	8
	14	11	13	11	12	10	11	9	12	9	9	8	8	7
	13	10	12	10	11	9	10	8	10	8	8	7	8	6
	11	9	10	8	9	8	9	7	9	6	7	6	6	5

（三）座椅体前屈测验

1. 目的：评估下肢柔韧性。

2.评估用具：坐高45厘米的折叠椅，不会前倾或后倒（抵着墙放），50厘米的直尺。

3. 测试方法：

①请受试者坐在椅子的边缘，腿部弯曲甚至高于椅子；

②一只脚应在髋部之前伸直，脚跟着地且脚踝弯曲呈90°，另一只脚弯曲置于对侧，脚掌平贴在地面（优势脚是指在试作时能达到较高分数的脚）；

③双手重叠中指对齐，请受试者向脚趾方向尽可能延伸；

④两次练习后，执行2次测验，记录分数到最接近的1厘米，如果延伸距离不及脚趾中点，以负数登记，而若超过脚趾中点，就用正数记录；

⑤伸直脚的膝关节必须保持伸展。

4. 判定标准如下表。如为D等级，在弹力带操基础上加做柔韧性训练。

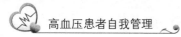

运动耐量等级	年　龄(岁)												
	60～64		65～69		70～74		75～79		80～84		85～89		90～94	
	男	女	男	女	男	女	男	女	男	女	男	女	男	女
A	21.6	22.1	19.1	20.1	19.1	19.1	16.8	18.8	15.7	16.8	11.4	15.2	8.9	12.4
	17.0	18.3	15.0	16.8	14.7	15.5	12.4	15.5	11.2	13.2	7.6	11.7	4.8	8.6
	14.2	16.0	12.2	14.5	11.9	13.2	9.7	13.2	8.1	10.9	5.1	9.4	2.3	6.4
	11.7	14.0	9.9	12.7	9.7	11.4	7.1	11.2	5.6	9.1	2.8	7.6	0.0	4.3
	9.7	12.2	7.9	11.2	7.6	9.9	5.1	9.4	3.6	7.6	1.0	6.1	−1.8	2.5
B	7.9	10.7	6.1	9.9	6.1	8.4	3.3	8.1	1.5	6.1	−0.5	4.6	−3.6	1.0
	6.4	9.4	4.6	8.6	4.6	7.1	1.8	6.9	0.0	4.8	−2.0	3.3	−4.8	−0.3
	4.6	7.9	2.8	7.4	2.8	5.8	0.3	5.3	−2.0	3.6	−3.3	2.0	−6.4	−1.8
	3.0	6.6	1.5	6.4	1.5	4.8	−1.3	4.3	−3.6	2.5	−4.8	1.0	−7.6	−3.0
	1.5	5.3	0.0	5.1	0.0	3.6	−2.8	3.0	−5.1	1.3	−6.1	−0.3	−9.1	−4.3
C	0.0	4.1	−1.5	3.8	−1.5	2.3	−4.3	1.8	−6.6	0.0	−7.4	−1.5	−10.7	−5.6
	−1.5	2.8	−2.8	2.8	−3.0	1.3	−5.8	0.5	−8.1	−1.0	−8.9	−2.5	−11.9	−6.9
	−3.3	1.3	−4.6	1.5	−4.6	0.0	−7.4	−0.8	−10.2	−2.3	−10.2	−3.8	−13.5	−8.4
	−4.8	0.0	−6.1	0.3	−6.1	−1.3	−8.9	−2.0	−11.7	−3.6	−11.7	−5.1	−14.7	−9.7
	−6.6	−1.5	−7.9	−1.0	−7.9	−2.8	−10.7	−3.3	−13.5	−5.1	−13.2	−6.6	−16.5	−11.2
D	−8.6	−3.3	−9.9	−2.5	−9.9	−4.3	−12.7	−5.1	−15.7	−6.6	−15.0	−8.1	−18.3	−13.0
	−11.2	−5.3	−12.2	−4.3	−12.2	−6.1	−15.2	−7.1	−18.3	−8.4	−17.3	−9.9	−20.6	−15.0
	−14.0	−7.6	−15.0	−6.6	−15.0	−8.4	−18.0	−9.4	−21.3	−10.7	−19.8	−12.2	−23.1	−17.3
	−18.5	−10.2	−19.1	−9.9	−19.3	−11.9	−22.4	−12.7	−25.9	−12.7	−23.6	−16.0	−27.2	−20.1

（四）6分钟步行测验

1. 目的：评估有氧耐力。

2. 评估用具：长皮尺，秒表，10个标志锥，胶带，签字笔，编号贴纸，冰棍棒，供受试者休息椅子。

3. 场地：全场50米路径上，每5米进行标识，步行路线上放置两张供休息用椅子。

4. 测验步骤：

①将所有受试者编号，最多一次10人同时测试，在起始线排队，每隔10秒依次出发；

②嘱受试者以尽可能快的速度走完6分钟，每走一圈可交给受试者一根木棒以记录圈数，行走时让受试者保持在相对舒适的运动强度，体力较弱的老人可以控制速度，或停下来休息，但不停表；

③6分钟结束时，让受试者依次停下，然后请他们移动至旁边，根据圈数和标志计算最终行走距离。

5. 判定标准如下表。如为D等级，在弹力带操基础上加做有氧训练。

运动耐量等级	年　龄(岁)												
	60—64		65—69		70—74		75—79		80—84		85—89		90—95	
	男	女	男	女	男	女	男	女	男	女	男	女	男	女
A	754	678	732	671	712	648	697	636	659	598	649	583	591	516
	724	650	698	637	679	615	655	599	620	560	603	540	541	474
	704	631	675	615	657	594	627	574	593	534	572	512	509	446
	687	616	657	597	638	576	604	553	572	512	545	488	482	423
	673	603	640	582	622	561	584	535	552	494	523	468	459	403
B	660	592	626	568	608	548	568	519	536	478	504	451	439	387
	649	582	614	555	596	536	552	506	522	465	486	435	422	371
	637	571	601	542	583	523	536	492	507	449	468	419	402	355
	627	561	589	531	572	513	522	479	494	436	453	405	386	341
	616	551	577	519	560	501	507	465	479	422	436	390	369	326
C	605	541	565	507	548	489	493	452	465	409	420	374	351	312
	595	532	553	497	536	479	479	439	452	396	404	360	335	298
	583	521	540	484	523	466	463	425	436	380	386	344	315	282
	572	511	528	471	511	454	447	411	422	367	369	328	298	266
	560	500	514	457	497	441	431	396	406	351	349	311	278	250
D	546	486	497	442	481	426	411	378	387	333	327	291	255	230
	529	472	479	423	463	408	388	357	365	311	301	267	228	207
	508	453	456	401	440	387	360	332	338	285	270	239	196	179
	478	425	422	368	407	354	318	294	299	247	223	196	146	137

（五）抓背测验

1. 目的：评估上肢（肩膀）柔软度。

2. 评估用具：50厘米直尺。

3. 测试方法：

①请受试者一手向上高举过肩膀，屈肘手部朝下，另一手向下绕到后背，屈肘手部朝上；

②让受试者练习以决定优势动作（通常尝试姿势，自行决定哪只手在上哪只手在下）；

③2次练习后，执行2次测验，测量中指之间的距离；

④记录分数到最接近的1厘米，负分代表双手中指未接触的距离，正分则是指重叠的分数，采计较佳分数；

4. 结果判定：只记录测量结果，即正/负和距离（厘米），不再判定等级。

（六）2.4米起身绕行测验

1. 目的：评估敏捷与动态平衡。

2. 评估用具：坐高45厘米的折叠椅靠墙置放，秒表，皮尺，标志锥。

3. 测验步骤：

①请受试者坐在椅子中间，手放大腿上，一只脚略微向前，身体前倾；

②听到开始指令，请受试者从椅子站起，尽可能快速行

走绕过2.4米外的标志锥,然后折返;

③秒表必须刚好在开始信号启动计时,在受试者坐回椅子时停表;

④1次练习后,执行2次测试,以2次中较佳者采计分数,数值取之最接近的1/10秒。

4. 结果判定:只记录时间,不再判定等级。

（七）2分钟踏步测验

1. 目的:评估有氧能力。

2. 评估用具:计数器,秒表,皮尺,胶带。

3. 测试方法:

①请受试者侧身靠墙直立,用软尺量取髂前上棘与髌骨上缘的中点,并在墙上相应高度做标记,作为抬膝高度的指示;

②听到"开始"指令,请受试者开始原地踏步,每次膝关节要抬至指定高度;

③测试前可以示范动作,让受试者做一到两次练习,确认动作正确,再开始测验;

④以2分钟内完成正确踏步的次数采计分数(计算右膝抬到目标高度的次数)。

4. 结果判定:只记录踏步次数,不再判定等级。

二、60岁以下人群体适能测定

（一）1600米步行测试

1. 目的：评估有氧耐力。

2. 评估用具：计时手表。

3. 场地配置：可以计算行走距离的操场。

4. 测验步骤：

①在测试前，请受试者练习测量自己的心率，你可以在大拇指根部的手腕处摸到桡动脉脉搏，数15秒时间的心跳数，第一次心跳数为零，把15秒心跳数乘以4，就是你的每分钟心率；

②在慢走数分钟的热身后，通过计时器计时，以最快速度走完1600米；

③通过终点后记下行走时间，并马上进行心率测量；

④记录步行所用时间和结束时即刻心率。

5. 判定标准如下表。如为D等级，在弹力带操基础上加做有氧训练。

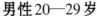
男性20—29岁

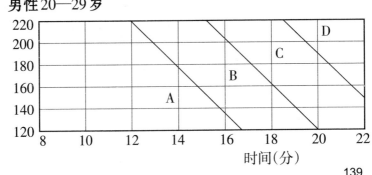

139

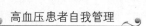

男性30—39岁

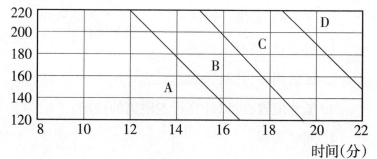

男性40—49岁

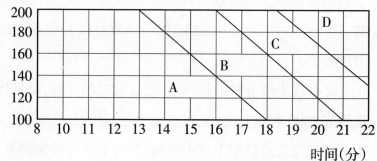

男性50—59岁

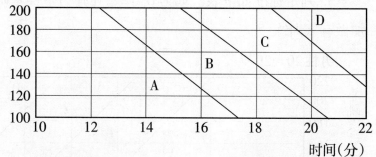

男性 30—39 岁

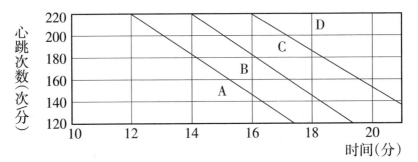

男性 40—49 岁

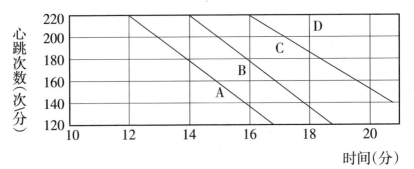

男性 50—59 岁

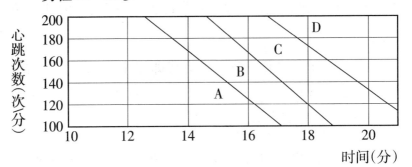

女性50—59岁

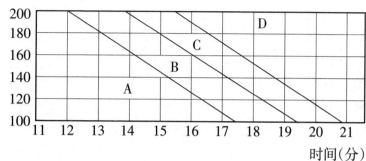

（二）俯卧撑测试

1. 目的：评估肌力水平。

2. 评估用具：计数器。

3. 测试方法：

①测试在平整的地板上进行，在适当的热身后，请受试者俯卧，起始动作以手和脚趾支撑身体，双臂伸直支撑于肩部正下方，身体保持平直，几乎与地面平行；

②开始测试后重复做屈肘撑起动作，屈肘应达到90度，胸部贴近地面，保持背部及臀部伸直，撑起后回到起始动作；

③持续上述动作直到无法完成即停止，记录完成次数；

④女性受试者采用手膝位俯卧撑，身体伸直，以膝关节和手支撑，记录完成次数。

4. 判定标准如下表。如为D等级，在弹力带操基础上加做抗阻训练。

男性:手足俯卧撑

等 级	年 龄(岁)			
	20—29	30—39	40—49	50—59
A	29—35	22—29	17—21	13—20
B	22—28	17—21	13—16	10—12
C	17—21	12—16	10—12	7—9
D	≤16	≤11	≤9	≤6

女性:手膝俯卧撑

等 级	年 龄(岁)			
	20—29	30—39	40—49	50—59
A	21—29	20—26	15—23	11—20
B	15—20	13—19	11—14	7—10
C	10—14	8—12	5—10	2—6
D	≤9	≤7	≤4	≤1

(三)坐姿体前屈测试

1. 目的:评估柔韧性。

2. 评估用具:长1米左右直尺、胶带。

3. 测试方法:

①将直尺放置于地面,并用长30厘米的胶带垂直横贴在直尺38厘米处;

②受试者经过适当热身后,坐于地面,直尺位于双腿之

间,双足大约分开30厘米,足跟与胶带对齐,双手朝下重叠,中指尖对齐;

③双手紧贴直尺身体慢慢前屈,直到无法再往前延伸,维持3秒,双膝保持伸直;

④记录直尺上刻度,放松后再测一次,记录最好的一次成绩,成绩精确到厘米,记录数值。

4. 判定标准如下表。如为D等级,在弹力带操基础上加做柔韧性训练。

年　龄	20—29	30—39	40—49	50—59
男				
A	≥48	≥45	≥42	≥40
B	32—47	30—44	27—41	24—39
C	24—31	22—29	19—26	17—23
D	≤23	≤21	≤18	≤16
女				
A	≥55	≥52	≥50	≥48
B	40—54	37—51	35—49	32—47
C	31—39	29—36	27—34	25—31
D	≤30	≤28	≤26	≤24

三、终止测试信号

以下是运动强度过大常见的生理信号,如果受试者有以下任何情况，应该立即终止测验：

①异常疲劳或呼吸短促；

②晕眩或轻微头痛；

③胸闷或胸痛；

④不规则的心跳；

⑤任何种类的疼痛；

⑥麻木；

⑦肌肉控制或平衡消失；

⑧恶心或呕吐；

⑨困惑或迷惘；

⑩视线模糊。

附录五　高血压自我管理教学视频

序号	内容	网址	时长	二维码
1	家庭血压自测健康宣教	http://v.youku.com/v_show/id_XMjcwNjExNjl4OA==.html	4'44"	
2	高血压患者膳食管理教育视频	http://v.youku.com/v_show/id_XMjcwNjEyMjA4MA==.html	7'59"	
3	老年体适能测试	http://v.youku.com/v_show/id_XMjcwNjExOTE4NA==.html	10'15"	
4	老年弹力带操讲解	http://v.youku.com/v_show/id_XMjcwNjEyMjExNg==.html	4'35"	
5	老年健身操带操	http://v.youku.com/v_show/id_XMjcxNjMwOTkyOA==.html	15'19"	

附录六 高血压自我管理教学挂图

高血压饮食知识点（一）

高血压患者饮食

临床研究显示高血压患者通过改变饮食习惯，控制体重、减少钠盐摄入，可在一定程度上降低血压，推迟开始降压药物治疗时间，提高降压药物使用效果。

控制体重

♥ 超重、肥胖（含腹型肥胖）人群合理控制体重有助于降低血压及其他心血管疾病危险。

♥ 控制体重除适量增加运动外，还需要在满足身体需要的基础上，有方法、有计划地减少每天总能量摄入。

♥ 减重过程原则为首先保持体重不增加、然后逐渐减轻体重（每周0.5～1.0千克）；半年减少至目前体重的5%～7%。

♥ 应用"三步曲"，确定每日需要总能量。

☆ "三步曲"计算每日需要总能量的方法*

步骤1. 理想体重
步骤2. 计算BMI和运动量级别
步骤3. 确定每日需要总能量

1. 理想体重（千克）＝身高（厘米）－105；腹围男小于90厘米，女小于85厘米

2. 根据BMI确定体型

BMI＝体重（千克）/（身高×身高）（米²）

举例：老王体重60千克，身高1.7米，则计算得到BMI=60/(1.7X1.7)=20.8，属于体型正常人群。

腹型肥胖指腹围男大于90厘米，女大于85厘米

根据BMI值确定体型

BMI   18.5   24   28   →

消瘦   正常   超重   肥胖

不同体型展示（消瘦、正常、超重、肥胖）

腹型肥胖

3. 根据体型和体力活动水平计算每日推荐摄入能量级别

表一 体力活动水平举例

极轻	轻度	中度	重度
卧床休息	办公室、售货员、修理工、讲课等	机动车驾驶、电工、安装、车床	非机械化农业、舞蹈、体育运动、装卸、采矿

表二 每天需要摄入的能量级别

体型	不同体力活动水平、体型所需能量（千卡/公斤/天）			
	极轻劳动	轻度劳动	中度劳动	重度劳动
消瘦	25-30	40	45	50-55
正常	20-25	35	40	45
超重和肥胖	20	25-30	35	40

浙江省心脑血管病防治研究中心

高血压饮食知识点（二）

高血压饮食手掌法则：

每天一手捧水果，
两拳头蔬菜，
三调羹植物油，
四拳头主食，
五掌心的蛋白质

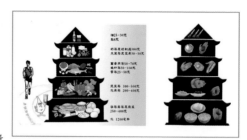

食物手测量注意事项：

只用自己的手给自己测量
用手与熟食比体积
只测量可直接进口食用的食物，也就是餐桌上的熟食
只适用于一般正常体重或偏瘦人群
平衡膳食食物手测量，不必刻意，也不能随意
需要注意结合活动量、体重和饱腹感适当调整
手测量只界定了食物的结构和量，要做到平衡膳食，还需食物多样化

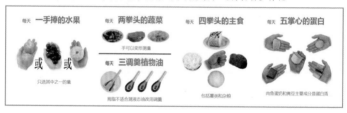

每天 **一手捧的水果** 或 或　只选其中之一的量

每天 **两拳头的蔬菜** 手可以卷帘测量

每天 **三调羹植物油** 拇指不适合测液态油或用调羹

每天 **四拳头的主食** 包括薯类和杂粮

每天 **五掌心的蛋白** 肉鱼蛋奶和黄豆主要成分是蛋白质

　　肥胖人群通过减少主食摄入和少吃脂肪油腻食品，减少总能量摄入。食物中应该有适量蛋白质，多吃绿叶蔬菜、水果等富含维生素食物。

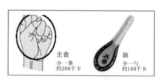

主食 少一拳 约200千卡　　油 少一勺 约100千卡

　　退休、老年人群（年龄60岁以上）应在正常人群的基础上能量每天每千克减少5千卡。

　　每减少400千卡热量，主食摄入量减少约一个拳头，肉类摄入量减少约一掌心。

老年人建议每日摄入能量表（千卡/天）

年龄（岁）	体力活动	摄入能量	
		男	女
60～	轻体力	1900	1800
	中等体力	2200	2000
70～	轻体力	1900	1700
	中等体力	2100	1900
80～		1900	1700

浙江省心脑血管病防治研究中心

高血压饮食知识点（三）

减少钠盐摄入

◇ 我们的身体每天都需要盐，但钠盐摄入超量会影响血压

◇ 中国营养学会建议成年人每天摄入一定的钾盐（平衡盐），从而减少钠盐使用

◇ 2013年中国高血压防治指南推荐，正常成年人每人每天摄入盐量不超过5克

◇ 很多调味料、腌制食品、加工食品中都含有盐，往往会被我们忽略。

钠盐摄入超量，会影响血压

5g盐，大约一个啤酒盖这么多

◇调味品：
 ○盐、酱油
 ○味精、鸡精、豆瓣酱、辣椒酱
 ○鱼露、鱼子酱

◇腌腊食品
 ○香肠、叉烧肉、丁香鱼干
 ○火腿、咸鸭蛋、开洋
 ○咸鱼、酱鸭、盐水鸭
 ○酱黄瓜、酱萝卜、萝卜干、什锦菜、腌雪里红、榨菜、咸菜、腐乳

◇加工食品
 ○扒鸡、素火腿、油条
 ○罐头鱼、方便面
 ○鸡肉松、牛肉松、肉松
 ○鱼片、咖喱牛肉干
 ○苔菜笋干
 ○多味笋干
 ○九制话梅
 ○薯片
 ○咸味饼干糕点

5克盐

30毫升酱油　10克鸡精　33克豆瓣酱　87克香肠　85克榨菜

50克多味笋干　114克牛肉干　11颗九制话梅　2个咸鸭蛋

学会看食品标签：营养成分表中会标注食物每份的质量和含钠量，根据400毫克钠＝1克盐，可以计算食物含盐量。

举例：两份薯片共104克（2X52克），含钠846毫克（2X423毫克），约相当于2.11克（846/400）

高血压患者应戒烟、限酒

◇吸烟是公认的心脑血管疾病发生的重要危险因素，大大增加患冠心病、脑卒中、外周血管病的危险。

◇吸烟量越小、及时戒烟，可降低上述心血管疾病的风险。

◇饮酒增高血压水平、增加高血压患病率
◇不提倡用少量饮酒预防冠心病
◇饮酒会影响抗高血压药物的效果
◇限酒后收缩压可下降1～2mmHg
◇推荐的饮酒量应小于：
 ○白酒＜1两/天
 ○葡萄酒＜2两/天
 ○米酒＜2两/天
 ○啤酒＜5两/天
 ○女性减半量
 ○不饮高度烈性酒

浙江省心脑血管病防治研究中心

简易心肺复苏流程

叫　　叫　　C　　A　　B

  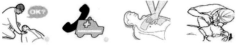

叫！叫！C-A-B！人人都学CPR

一、发现有人倒地，立即大声
呼 **叫**："喂！你好吗？
喂！你好吗？"

二、患者没反应，立即 **叫**旁人
或用手机启动120

三、从胸外心脏按压 **C**
开始CPR

四、胸外心脏按压30次后
开放气道 **A**

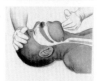

五、给予人工呼吸 **B** 2次，
如此周而复始直到120
工作人员到场

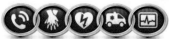

浙江省心脑血管病防治研究中心

150